岭南中医药文库·典籍系列

叶案括要

清·潘名熊　著

廣東省出版集團
广东科技出版社
·广州·

图书在版编目（CIP）数据

叶案括要/(清）潘名熊著. —影印本. —广州：广东科技出版社，2011. 10
(岭南中医药文库. 典籍系列)
ISBN 978-7-5359-5522-7

Ⅰ. ①叶…　Ⅱ. ①潘…　Ⅲ. ①医案—汇编—中国—清代　Ⅳ. ①R249.49

中国版本图书馆 CIP 数据核字（2011）第 087961 号

责任编辑：曾永琳　李希希
封面设计：丁青云　李　宏
责任校对：陈杰锋
责任印制：任建强
出版发行：广东科技出版社
（广州市环市东路水荫路 11 号　邮政编码：510075）
E - mail：gdkjzbb@21cn.com
http: //www.gdstp.com.cn
经　　销：广东新华发行集团股份有限公司
印　　刷：广州伟龙印刷制版有限公司
（广州市沙太路银利工业大厦 1 幢　邮政编码：510507）
规　　格：889 mm×1 194 mm　1/32　印张 18.75　字数 370 千
版　　次：2011 年 10 月第 1 版
2011 年 10 月第 1 次印刷
定　　价：85.00 元

《岭南中医药文库》组委会

《岭南中医药文库》编委会

总顾问　邓铁涛

总主编　徐志伟　彭　炜

编　委（按姓氏笔画排序）

王新华　邝日建　刘小斌　吕玉波

朱家勇　李　剑　李昭醇　李梓廉

陈　群　陈蔚文　陈德伟　曹礼忠

《岭南中医药文库》出版工作委员会

序

岭南，在传统上是指越城、大庾、骑田、都庞、萌渚五岭以南的地区。这个地区的地理和人文环境富有特色，是我国地域文化中的重要分支。广东是岭南地区的核心地域，近代以来社会经济和科技文化发展均走在地区的前列。在这里，传统中医药以独特的作用深得人们信赖，一直呈现生机勃勃的局面。

二〇〇六年以来，广东省委、省政府先后出台了多个促进广东中医药发展的重要文件，提出要将广东从『中医药大省』建设成为『中医药强省』，这无疑为广东中医药的腾飞增添了巨大的推动力。其中，《岭南中医药文库》（以下简称《文库》）的出版就是一项具体的措施。遵《文库》编委会之嘱作序，略述感言如下。

一

从中国文化发源来看，中国文化的主流发源于中原一带。中医药学是从中原传入岭南的。晋代有葛洪、支法存、仰道人等活跃于广东，唐代开始有李暄《岭南脚气论》等以岭南为名的方书，可见医学与岭南挂钩，岭南医学成为中医药学科的一个分支，为时至少已有千多年了。

晋唐时期，岭南的中医学就已经体现出自身的特色，例如在研究当时流行的脚弱病（脚气病、维生素B_1缺乏之症）方面成果突出。唐代《千金要方》卷七论风毒状第一：『论曰，考诸经方往往有脚弱之论，而古人少有此疾，自永嘉南渡，衣缨仕人多有遭者，岭表江东有支法存、仰道人等，并留意经方，偏善斯术，晋朝仕望多获全济，莫不由此二公。』可见岭南医学善于创新。另外，从《千金要方》、《外台秘要》、《肘后备急方》等书中还可见葛洪、支法存等对蛊毒、沙虱热（恙虫病）、疟疾、丝虫、姜片虫等传染病有不少治疗方药，对岭南热带地区传染病的研究成就亦较为突出。这些成就不是由中原带来，而是吸取多地民间医药精华，加以总结得之。

宋代开始，岭南医学界人才辈出。先有陈昭遇，开宝初年至京师为医官。陈昭遇与王怀隐等三人历时十一年编成《太平圣惠方》；又与刘翰、马志等九人编成《开宝新详定本草》二十卷。绍兴年间（公元一一三七年），潮阳人刘昉著的《幼幼新书》为岭南儿科学的发展奠定了良好的基础。可见宋代岭南已有国家级的医家出现。元代释继洪撰《岭南卫生方》，其中就收录了不少宋代医家的经验方，标志着具有岭南特色的方药学已初步形成。

明清时期是岭南中医学大发展的年代。明代，有丘濬、盛端明等有名望的医家出现；还有浙江人王纶所著的《明医杂著》，是其在广东布政司任内完成的；一代名医张景岳的《景岳全书》，在粤地一再印行传世。上述著作对岭南医学的影响很大。清代，对全国有较大影响的医家何梦瑶，被誉为『南海明珠』；儋州罗汝兰著《鼠疫汇编》，丰富了对急性传染病的诊治经验；清末，西洋医学传入我国，岭南首当其冲，出现朱沛文等主张中西汇通之医家。岭南医学的中医小儿科继续取得突出成就，在清代中期刊行了罗浮山人陈复正的《幼幼集成》后，清末又有程康圃著《儿科秘要》，由博返约，把儿科证候概括为八门（风热、急惊风、慢惊风、慢脾风、脾虚、疳积、燥火、咳嗽）；治法约以六字（平肝、补脾、泻心），举一反三，给人以极大的启发。民国时期儿科名医杨鹤龄继承程氏学说，著《儿科经验述要》。杨氏在育婴堂从十七岁起独立主诊病婴，每天巡视、处理危重病婴数次，故育婴堂可称儿童医院之雏形。他积累了丰富的治疗危重病儿的经验，后来自己开业，日诊两三百人。西医张公让曾不断观察其诊证，亦深为佩服其医术之精也！

而广东草药在清代至民国时期也得到很好的整理，名作有何克谏的《生草药性备要》、《增补食物本草备考》和萧步丹的《岭南采药录》等，为中药材增加不少岭南草药品种。

上述可见，岭南医学至清代挟其岭南之特色已达相当高的水平，但岭南医学之发展达到高峰则是在民国时期后，主要是在医学教育培养人才方面成绩突出。光绪三十二年（公元一九〇六年）广州就有医学求益社之成立，相当于今天的医学会，以文会友，每月一次。被评得第一名者，发表论文于报端。上月头名即为下一届论文的主审员，无形中开展学术之竞争。后继者有广州医学卫生社。民国后，学校教育开始举办，著名的有广东中医药专门学校与广东光汉中医专门学校，均为岭南中医学界培养了许多人才。虽然民国时期受国民党政府消灭中医的压迫，但岭南医学学术仍然日益繁荣，影响至香港和东南亚一带。中医药为岭南人民健康事业立下了不朽的功勋。

回顾岭南医学发展的脉络，晋代中原移民，带来的先进医术与岭南地区医药相结合；宋代以后，长江流域的医药学术带入岭南，又促进岭南医药学的发展，加上自身的成就，岭南医药学成为有浓郁的岭南特色的医药学派。历史同时也表明，医药事业与地区社会经济发展状况紧密相关。当代广东改革开放已先行多年，经济文化各方面都打下了厚实的基础，在有力的政策推动下，聚集人才。可以寄望今后，岭南中医药学必将产生飞跃的发展，实现中医药强省的目标。

二

研究地方医药学，其实也是为中医药学事业整体作贡献。自一九七七年美国恩格尔教授提出医学模式理论以来，西方医学正在由『生物医学模式』向『生物—心理—社会』医学模式转变。其实我国传统医学一开始就重视心理、环境因素，中医药学研究还不能脱离地理环境、社会环境、个人体质、时间因素，故应该因时、因地、因人制宜地去研究疾病预防和治疗。

对于环境与人类社会的关系，古今中外都有过各种讨论。我国伟大的历史学家司马迁，在《史记》中分别论述了四个主要经济区域与人的性格和社会风俗的关系。西方的亚里士多德也将地理环境与政治制度相联系，认为地理位置、气候、土壤等影响个别民族特征与社会性质。德国哲学家黑格尔的《历史哲学》也将地理环境看作是精神的舞台，认为是历史的『主要的而且必要的基础』，不同的环境会有不同的历史进程。至于自然科学，虽然研究的是事物普遍的客观规律，但科学也具有社会性的一面，客观规律在实际应用中总是有着对特定时间、地点与人群的针对性，不同地区的客观条件也对科学实践与发展有不同程度的影响。

医学既属于自然科学，又具有很强的社会性。医学技术的基本规律是一致的，但其实际应用必须考虑到个体的特点。中医自古以来就深刻地认识到这一点，注意地理环境、气候与人的体质对疾病和医药的影响，提出了『因时制宜、因地制宜、因人制宜』的原则。唐代《千金要方》指出：『凡用药，皆随土地所宜，江南岭表，其地暑湿，其人肌肤薄脆，腠理开疏，用药轻省，关中河北，土地刚燥，其人皮肤坚硬，腠理闭塞，用药重复。』就是具体的例子。

我国幅员辽阔，由于地理环境的差异和历史上开发的先后，各个地区医学发展水平不一。而每一个地区医学水平的提高，往往也充实了中医药学理论的实际内涵。元代朱丹溪对南方人体质和疾病的认识，就很好地补充了此前以北方经验为主的医疗知识。明清时期江南瘟疫流行，又促使了温病学派的形成。岭南地区的气候、地理环境和疾病谱也有特殊性，药材资源又相当丰富，若加以认真研究，完全有可能产生创新性理论。每一个地区中医药特点的形成，必然是对传统医学理论的继承性与实际运用的创造性相结合的结果。小的突破，至少丰富了中医临床的风格，增加了地方性的应用经验；大的突破，有可能形成新学说，带来整体性的变革。所以，研究地方医药学，其意义同样是相当深远的。

三

现代中医药研究，必须坚持以临床为出发点。近代岭南有许多临床水平出众的名医，饮誉国内外。现代岭南中医药发展应继承这一良好传统，抓好临床学术的传承。建设中医药强省的文件中很重视对名医学术的整理和对基层中医的培训，是十分有远见的。本套《文库》也注重对当代名中医学术经验的整理，这种整理就是学术传承的一种方式，并可为更多临床中医提供参考。

另外，岭南中医药的发展也应加强理论的研究。岭南医学发展历程如果横向比较，有全国影响或有重大突破的中医学理论著作还是不多的。这也许与以前岭南远离北方的传统政治文化中心有关。但在学术交流频繁、信息渠道通畅的今天，要想中医药理论有大的发展，关键还是要加强研究，提高水平，要对临床经验进行凝练和升华，对中医药理论进行务实的思考。近年，我们提出的『五脏相关学说』就在全国引起较大的反响，并被纳入国家『九七三』计划中医药理论基础研究专项。在处于思想解放前沿的广东，完全应该迈出更大的步伐，促进中医药理论的现代化。

现代中医药的研究，又完全可以应用最新科学技术。葛洪《肘后备急方》记载的青蒿治疗疟疾，经过多年的不断研究实践，目前已发展成为世界最先进的抗疟新药。中医药治疗艾滋病、SARS，在临床有效的基础上，对其机制的深入研究有助于阐明其科学原理。但这种研究必须坚持中医药学主体性和中医药理论的主导性。

同样，现代中医药的发展也离不开产业的支持。广东中药产业有着非常好的基础，中药的种植和中成药的生产销售成为许多地方的支柱产业之一。正像民国时期创立广东中医药专门学校的前辈所说：『中国天然之药产，岁值万万（现在已远不止此数了），民生国课，多给于斯。』产业的发展既带动了地方经济，又为中医药的研究提供了良好的条件。研究中医药产业的发展策略，也是重要的课题。

《文库》囊括了前述各方面。这些学术、临床、科研及产业等的成果和经验得以系统整理出版，是岭南中医药界的盛事。岭南先贤梁启超先生诗云：『世纪开新幕，风潮集远洋。』相信《文库》能以海纳百川的气魄，汇集新知，刊布精义，成为二十一世纪岭南中医药腾飞的基石！是为序。

二〇〇八年四月

前言

岭南医籍，自晋代葛洪以降，层叠累积。至明清，卷帙渐增，名家辈出，逐渐形成了岭南医学源于中土，又有别于中土的流派特征。岭南医药的文献遗存，更成为深入研究岭南医药学的重要基础。据郭蔼春《中国分省医籍考》，现存广东省（含今海南省）医籍一百九十一种，广西壮族自治区共录医籍六十一种。两者合计共二百五十二种，与江苏省的一千四百五十四种和浙江省的一千一百一十二种相比，体现了岭南医家重实干而少著述的特点，传世医籍尤显珍贵。这些古籍历经百年沧桑，保存状况日益恶化，亟待系统地整理、编选、影印出版，以发潜德之幽光，启来哲之通路。

要推陈出新，须先古为今用。学术研究的发展离不开对前代旧籍的研究整理，中国历来有盛世整理前代文献、古籍，重刊典籍的传统。河平三年（公元前二六年），西汉政局甫定，成帝即命光禄大夫刘向等广收旧典，编校诸子篇籍，先秦文献传之后世，盖始于此。而医书、方技，幸列其中。至赵宋建元，更设『校正医书局』专司此事。新中国成立及至改革开放，文化部和国家中医药管理局虽然先后组织整理再版了一些重要文献，但限于条件，种类不多。二〇〇五年，广东省委、省政府提出要将广东建成『中医药强省』，并将岭南医药文献的研究、整理、出版提上日程。中医药发展恰逢盛世，值此中华民族伟大复兴的清明盛世，整理编印岭南医学文献正当其时。选编者本『继绝存真，传本扬学』宗旨，延聘有关专家共襄盛举，将分藏于各地具有学术研究价值和珍贵文物价值的岭南中医药典籍，有计划地利用现代印刷技术复制，以飨后学。

此次选编出版岭南医学典籍，同人等力求甄选，真实反映岭南中医药学各学科门类学术发展的典籍，呈现典籍原貌，并对各典籍的出版、馆藏、主要学术思想和突出贡献等进行初步介绍，使之既符合古籍整理的常规，复兼顾中医药典籍的特点，仅作部分技术处理，俾存古人之旧。

由于历史原因，岭南医药典籍散布各地，同人等虽力求掌握每种版本的全面情况，确保选编质量，惟卷帙浩繁，遗漏、纰缪之处在所难免，尚望方家指教，以待来者。

李　剑

二〇〇八年十一月

影印说明

《叶案括要》八卷，岭南温病学派医家潘名熊所著。潘名熊，字兰坪，广东番禺西村人，生于清嘉庆十二年（一八〇七年），卒于光绪十二年（一八八六年），一说约卒于光绪二十九年（一九〇三年），《番禺县续志》有其传。潘氏禀赋聪颖，自幼好学，为邑诸生，精研典籍，博学多才，通禅理，善弹琴，好诗文，精医术。平素喜品茶论书画，听琴悟禅理，饮酒谈诗词，故名其书斋曰：『评琴书屋』，以志其隐逸之意。

潘氏以儒通医，博览群书，上溯医经典籍，下及诸家之学，对叶天士尤为推崇。赞叶氏《临证指南医案》为『学医者暗室明灯，患病者孽河宝筏』。潘氏临床审证矜慎，能洞彻症结而匠心独运。处方用药辄取叶氏，审慎果断，常取桴鼓之效，在羊城颇负盛名。时人称其『证无论大小，按方诊治，无不应手奏效』。潘氏不以医为业，所治多为亲友，亦有慕名求治者，虽医名盛而不自满。尝戒子勿轻学医，赋诗云：『医良能济人，医庸必贾祸。知之斯最佳，业之未必可。』此举亦可见叶氏的影响，盖叶氏临终曾告诫子孙勿轻言医也。著有《评琴书屋医略》三卷、《叶案括要》八卷行世。

《叶案括要》成书于同治十二年（一八七三年），盖缘于《评琴书屋医略》付梓后，读而爱之者，每惜其列证略而附案无多。潘氏又以叶天士医案义蕴既奥，方亦丛杂，读者不得其要领，即有一知半解，或方不全记，临证茫然。故其书虽行，而学不至，证不审，方不精者，仍纷然于世。遂于《临证指南医案》、《叶案存真》中，选取其方之妙者，论之精者，用之有效者汇编撰成《叶案括要》。《叶案括要》对叶天士医案作了提纲挈领式的归纳整理，括其全书，撮其要义，使后世学者能执简御繁。行文则仿李翰《蒙求》体，演为四言歌诀，易于初学者记诵，并附录潘氏遵叶氏法之验案。自序云：『余念看书易而记书难，因辑案中之最要最精者作为四言歌括，使之熟读，得括中数言即可记叶氏书中全案，斯临证有所指归焉。』《叶案括要》文笔流畅，条理分明，是研读『叶天士医案』的重要参考书。时人李光廷赞曰：『是书一出，使中才以下皆能记诵，用以辨证立方，已俨有规矩可守，而不至误人。是固前喆之功臣，后贤之先路矣。』《叶案括要》全书共八卷，卷一至卷七为内科，卷八为妇科，共列诸病证候七十六个，附案七十八则。有关温病的论述集中在卷四和卷五。其中卷四列风温、温热、暑，卷五列湿、燥、疫、痲痧疹瘰等。

潘氏治疗温病，承叶学之要旨，时时注意顾护津液，强调病在气分『忌辛温散药劫伤津液』，对气分热盛多用甘凉微苦之品，少用苦寒攻下之剂。如风温篇中，对『风温上侵，肺受热灼』治以宣通兼以清降，用甘凉微苦之品如花粉、桑叶、杏仁、沙参、栀子、芦根等。春温篇中，对『身热，津因邪竭』，治以『甘凉合啜』，药用梨皮、花粉、竹叶、知母、甘草等。暑温见『下脘不通，不饥不食不大便』，乃『暑伤气结，无形无质』，药用瓜蒌皮、杏仁、白蔻仁、郁金、浙贝、通草以宣畅气机。潘氏在温病论治中还注意审察体质之虚实、邪正之盛衰。若邪盛津伤不甚以清热为主，兼以护津，若邪热津伤俱甚当清热生津并举。如夏暑气机升泄之机，热盛汗频泄，炎暑伤气，故多津气两伤。潘氏立『先养胃汁法』、『甘淡护津气法』、『益气保水法』。『元气热伤』，宜先以沙参、麦冬、甘草、乌梅、木瓜、扁豆等以酸甘化阴养胃汁。若津气耗伤明显而邪热未尽，则宜以甘淡凉之剂如南豆皮、地骨皮、鲜荷叶、西洋参、麦冬等甘淡护津气。若邪热已退，津气耗伤，则以生脉汤加知母益气保水。观其证治，辨证严谨，用药精审，可避叶氏所说『直率而往』之弊。

对叶天士《临证指南医案》中大量的内科杂病内容，潘氏亦作了精辟的概述。如肝风一证，叶氏论其病机为『精血衰少，水不涵木，木少滋润，故肝阳偏亢』。治疗上依《黄帝内经》『肝病不越三法，辛散以理用，酸泄以体用，甘缓以益用』之原则，创立了以滋肾填精、扶持阴分不足为主，镇肝熄风、抑制阳分有余为辅的治疗大法。潘氏对叶氏此说极为推崇，结合自己的临床体会，将肝风证概括为小赋一篇，虽三百余言，而肝风之症状、病机、治法、方药均已齐备，指出『镇肝摄肾，安土泻木』乃叶氏治肝风的不二法门，并归纳为『缓肝之急以熄风，滋肾之液以驱热』，『镇阳熄风』，『和胃以制肝』，『柔润以养肝之体，轻清以泄肝之用』等原则，颇得叶氏之要领。

虚劳一证，叶氏本《黄帝内经》『形不足者温之以气，精不足者补之以味』之旨，立甘温益气以建立中宫和填补下元以栽培精血两大治则，并发挥为益脾气、养胃阴、填肝肾、补奇经等具体方法。对叶案《虚劳门》

中一百一十二例医案，潘氏条分缕析，『选其最精要者』，按病机归纳为九类证候，立九法、九方以治之，包括暮热阴虚证、肝阳上浮证、肝肾阳浮证、精水枯竭浮阳上越证、八脉空虚精伤足痿证、心液亏虚证、脾胃内伤证、劳伤久嗽神衰肉消证、营阴亏损气热内灼证，此九证、九法，其大旨不出叶天士范围，但其提要钩玄之功，融会贯通之力，对后学领会叶氏理虚手法大有裨益。后人评曰：『潘名熊《叶案括要》，括叶氏之书乃还叶氏之目。』

据《全国中医图书联合目录》（一九九一年版），《叶案括要》著录有四个版本，分别为清同治十三年癸酉（一八七三年）刻本、清刻本、一九二五年广州大成新记书局铅印本及一九三五年广州林记书庄石印本。清同治十三年癸酉刻本实为著录错误，同治十三年为甲戌年，而非癸酉年。本次底本选用清同治十三年甲戌刻本，现藏于广州中医药大学图书馆。

饶　媛

清·潘名熊 著

叶案括要

据广州中医药大学图书馆藏清同治十三年（一八七三年）甲戌刻本影印

葉天士先生原本

葉按括要

邵兆堯書眉

分裝四冊
定價大洋弍元

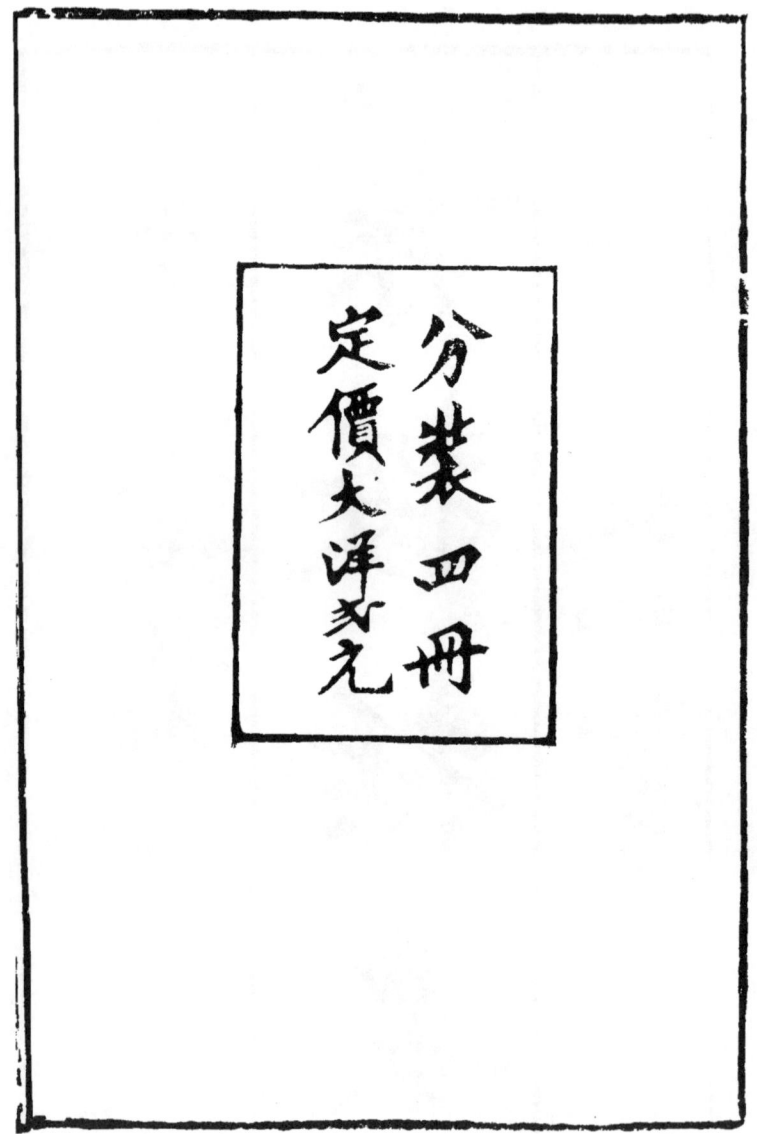

葉案括要序

吳縣葉天士先生以醫名海內應世既亟未遑著書先生歿門人輯其醫案分門別類附以論斷刻爲指南其元孫萬青又輯書中所遺之案不分門類刻曰存眞今家有其書衣被廣矣夫醫之道微矣學不至足以誤人學至矣而辨證不審立方不精亦足以誤人蓋自內經開闢鴻濛難經復發揮其指要雖遺文不無殘缺而微言奧旨皆定爲經張長沙崛起漢季金匱二百三十六方傷寒一百一十三方始抉經之心立爲成法此後諸

賢遞相祖述至金元四家輩出波倒瀾翻法以大備先生生千百年後佀研經旨因脉以辨證因證以立方又原本長沙而出入金元諸子其高識懸解獨開面目則尤在春温肝風二門夫陽易復也而陰難復經易通也而絡難通善察歲氣者治於有形亦治於無形善調臟真者治於正經尤治於奇經世徒知大寒大熱攻補互施至消息不通遂束手而坐困先生本原既裕變化從心其洞幽鑿空十發九中者機先得耳顧其義既奥方亦叢雜驟讀者輒不得其要領即有一知半解或方不

全記臨證茫然故其書雖行而學不至證不審方不精者仍紛然於世無怪乎醫日多而醫愈晦也吾友潘君蘭坪邃於葉氏之學其於醫案蓋嘗句析字疏而等其重輕又慮學者之難曉也別擇於諸門中刪繁舉要倣李瀚蒙求之體演爲四言歌訣義撮其大而方括其全其試而嘗效者間以已案附焉散者釐之以整繁者馭之以簡譬之滿屋散錢尚無收拾一經貫串遂舉手而可挈是書一出使中材以下皆能記誦用以辨證立方已儼有規矩可守而不至誤人是固前喆之功臣後賢

之先路矣君與余總角交以爲能與於此也書成使爲之序余於醫未窺其門敢序君書哉顧嘗讀喻嘉言尚論篇嘉其能盡掃前人獨抒卓見及觀林氏合刻乃知全取方有執條辨之作攘爲已書林氏件舉毛求抨擊不無過甚亦喻氏之掠美有以取之也今君括葉氏之書仍還葉氏之目所附各案亦祇證明其是而非揚已以炫才其書不知於喻氏何如品則過之遠矣余故樂表而出之以告後之著書者同里李光廷序

自叙

葉氏醫案一書誠學醫者暗室明燈患病者孽河寶筏也余生平遵先生治法療病罔不奏效故每舉是書以勉同道今兒姪輩業儒之暇更欲業醫余念看書易而記書難因輯案中之最要最精者作為四言歌括使之熟讀得歌括中數言即可記葉氏書中全案斯臨證有所指歸焉戊辰歲余將評琴書屋醫畧付梓愛余書者每惜此書之畧而附案無多遂復刻此葉案括要併將余生平遵葉氏法治驗之案附入以公同好庶以補醫

署之未備聊亦慰愛余書者之願望焉耳

同治癸酉春三月番禺潘名熊蘭坪氏自序於西村之

評琴書屋

凡例

一此從葉案中選其方之妙者論之精者或曾用之而經驗者作爲歌括以便誦記此外非無妙方精論但案論太繁或一證而論方重疊不能以一歌括之者姑置之以俟好學者自研究焉

一讀歌括者宜置葉氏醫案於書案間再參考之乃知詳細因此歌括僅撮其要未錄其全好學者還須博覽

一歌括多循先生案中次序使學者易於考核葉案亦

間有上下叅入不循次序者又因其中證脈畧同而治法各別相連選錄使學者知所變通

一葉案存眞亦有選入倘考指南不見當考存眞

一案中所用前人方已備載葉氏書即余評琴書屋醫畧亦有可考不復贅

一此書間將余倣方治效醫案附於先生方後欲人知先生方法之妙非欲比美前賢也

評琴書屋主人謹識

評琴書屋葉案括要總目錄

卷一

中風　肝風　眩暈

頭風　虛勞　欬嗽

卷二

吐血　失音　肺痿

遺精　淋濁

卷三

汗　脫　脾胃

木乘土　腫脹

卷四

積聚　痞　噎膈反胃
噫噯　嘔吐　吐蚘
不食　腸痺　便閉
肺痺　胸痺　哮
喘　呃　疸
風　寒　風温
温熱　暑

卷五

濕　燥　疫

癍痧疹瘰　痰　痰飲

鬱　肝火　不寐

嘈　三消　脾癉

卷六

瘧　泄瀉　痢

便血　脫肛　痔

痺

卷七

痙厥 驚 癲癇

衄 疝 頭痛

心痛 胃痛 脇痛

腹痛 肩臂背痛 腰腿足痛

諸痛 耳 目

牙 咽喉

卷八

調經 淋帶 崩漏

胎前　產後　癥瘕

附自製方

附詩草

附和作

評琴書屋葉案括要卷一

番禺潘名熊蘭坪纂　男　龍章雲臺　鸞章翅霓　校刊

中風

左肢麻木。精血內虛。虛風因動。蓉杞歸需。桑麻苑戟。羊虎阿俱。陰中之陽損傷

乾淡蓯蓉二兩　當歸身二兩　紅杞子三兩　巴戟二兩

眞生虎骨二兩　明天麻二兩　桑寄生四兩　沙苑二兩

精羊肉膠和陳阿膠爲丸。每早服四錢。

右肢麻木。氣虛顯然。參芪朮草。麻歸陳煎。加煨薑棗。益

氣爲先。氣虛虛風內動

人參　白朮　當歸　天麻　陳皮

黃芪　炙草　煨薑　南棗

上症病在左屬血虛。以養血爲先。此症病在右屬氣

虛。以益氣爲主

凡中風症。有肢體緩縱不收者。皆屬陽明氣虛。當用

人參爲要藥。而附子黃芪炙草之類佐之。若短縮牽

攣。則以逐邪爲急。如後列小續命等湯

又案中本案下治陳症案云有年偏枯。是氣血皆虛。方書稱左屬血虛。右屬氣虛。未必盡然。此方氣血兼補。此臨症者總貫因脉症變通。

中後不復脫症漸侵。神昏汗泄。附子人參。龍牡五味。回陽顧陰。

野山人參一錢　生龍骨五錢　五味子一錢
熟川附子三錢　生牡蠣五錢

欲回陽必佐陰藥。欲攝陰必兼顧陽氣。是先生治脫症善法。務使陽潛陰固。不致有偏勝之患。

案中所列俱是中風後治法。若初中小續命湯、資壽解語湯、三化湯、稀涎散、滌痰湯，必須因脉因症加減酌用

肝風 附倣先生法 治驗案六段

肝風動旋，治以甘酸。酸甘化陰 蠣膠萸地炙草方。全 肝陰虛

生牡蠣一兩用塊先煎　大生地五錢　山萸肉一錢半

清阿膠二錢不炒另燉　炙甘草八分

目昏耳鳴，肝風上升。龜磁苓地萸味蓮貞。

龜版　熟地　萸肉　女貞子

磁石　雲苓　五味　旱蓮草

臟陰風火。剛藥不宜。肝急宜緩。腎液宜滋。膠地冬斛。元參豆皮。

阿膠　天冬　大金斛

生地　元參　黑豆皮

厥陽上攻。高擾清空。頭眩耳鳴目珠痛　女貞歸杞。圓眼肉同炙

草菊炭。辛甘化風。

杞子　圓肉　女貞子

當歸　炙草　甘菊炭

肝陽直攻乘胃之空牙肉腫痛和陽熄風神斛膠蠣蓮貞地冬

生牡蠣　生地　阿膠　女貞子

川金斛　天冬　茯神　旱蓮草

腎液已傷肝風乃張虛症酌歛地杞冬貞斛蓉苑茯遠志石菖

大熟地五錢　大麥冬二錢　沙苑一錢　遠志四分

炒杞子三錢　金釵斛三錢　茯苓二錢　菖蒲一錢

淡蓯蓉八錢　飲子煎法

案云交節病變。總屬虛症。目泛舌强。脊背不舒。溲淋便澀。皆腎液不營。肝風乃張。當宗河間濁藥輕服。名曰飲子。

緩肝熄風。潤血充功。首烏歸杞。麻柏天冬。茯神桑葉。黑豆皮同。

製首烏　白歸身　紅杞子　三角胡麻

柏子仁　大天冬　雲茯神　冬桑葉九蒸

黑豆皮炒取　密丸

養肝之陰。何豆沙參二麻冬柏桑茯貞堪。

製首烏四兩　北沙參二兩　黑豆皮三兩炒取

三角胡麻二兩　大天冬一兩　冬桑葉九蒸三兩

黑芝麻三兩　柏子仁二兩　雲茯神二兩

女貞子二兩　青葉汁法丸。早服三錢。開水送。

治肝陰虧欲用丸法以育陰和陽。此丸與上丸方俱妙。余多倣之。

衝氣左升。鎮肝攝腎淡菜膠萸地苓方穩。肝腎陰虛

大生地　山萸肉　大淡菜

淸阿膠　雲茯苓

陰不上承龍相不寧龍相寧則水源生矣風擾諸竅耳聾微嗆咽喉不淸爽參秋石蒸膠地神芍淡菜方成

阿膠一錢　生地三錢　人參一錢秋石丹一分化水拌烘乾同煎

淡菜三錢　白芍一錢　茯神一錢半

緩肝益胃參神草貴南棗木瓜穀芽行滯

人參　陳木瓜　炙甘草

茯神　南棗肉　生穀芽

即前症轉方其案云大便兩次頗逸全賴靜藥益陰

之力第納食未旺議益胃緩肝

厥陽肝風內擾心悸少寐眩暈服此足貴地冬膠芍麥神草濟。心營熱

生地三錢 麥冬三錢連心 小麥四錢 炙草五分

阿膠一錢 白芍一錢半 茯神三錢

案云脉右虛左數營液內耗所致。

婦人中年後形瘦液枯者多患是病此方治之最佳。

是症多見口苦咽乾加大金釵斛二三錢案中多寫石斛近日市中寫石斛必用炙的必須寫大金釵斛棗仁一二錢亦妙 家慈大人

恒患此恙，能用先生方加此二味，或再加入炒杭菊八分，合炙草以辛甘化風，密炙烏梅一箇助白芍炙草以酸甘化陰，亦即佐金制以苦酸瀉熱，治之無不即愈。

肝風擾攘，心營受灼，心中熱，驚怖多恐。鎮攝和陽，龜龍牡蠣茯神遠菖 風陽擾神

龜腹版 一兩打碎先煎　生牡蠣 五錢用塊先煎　遠志肉 七分

生龍骨 五錢用粒先煎　雲茯神 三錢厚片抱心　石菖蒲 五分

順邑王君旭村，失血愈後，心中時悸，或微熱，或左脇

動躍夜間每難於熟睡若寐則多夢紛紜必驚惕而醒醒時或齒痛或喉或舌乾涸而痛天曉其痛處亦安然無事延余治之診其脈左弦細而數此腎液虧木失水涵肝陽震動不熄故散見諸症即用先生此方酌加分錢與服原方無分錢一帖而諸恙已減過半足知先生方法之神也後祇加天麥二冬金斛再服數劑而獲安

頭脹耳鳴肝陽上升清竅失職枯草石明桑神地斛諸症悉平風陽阻竅

石決明一兩先煎　細生地五錢　夏枯草一錢半
大金斛三錢先煎　雲茯神二錢　冬桑葉一錢半

眩暈畏穀。安土泄木。鈎桑遠菖夏陳苓斛。

金釵斛二錢　鈎藤三錢　桑葉一錢　陳皮白一錢半
半夏麯一錢　茯苓三錢　遠志三分　石菖蒲三分

案云肝陰愈耗，厥陽升騰。頭暈目眩，心悸。養肝熄風，一定至理。近日知飢少納，漾漾欲嘔。胃逆不降故也。先當泄木安胃爲主。

養肝之體。清肝之用。石決鈎桑羚苓橘。共生地黃菊風

木不動

九孔石決明一具　羚羊角八分　鉤藤一兩　生地三錢

抱木茯神三錢　黃甘菊一錢　橘紅一錢　桑葉二錢

案云左脈弦氣撐至咽心中憒憒不知何由乃陰耗陽亢之象議養肝之體清肝之用

先生此方固佳而石决鉤藤羚羊之分兩尤妙三味宜與生地同先煎余遵之治肝體用罔不奏效　鄔璧儔茂才臨進塲忽頭疼牙痛不堪此方去橘紅加連翹一錢半生地改用一兩服少頃而痛如失　又馬虞階孝

廉牙痛甚治罔效本方去橘紅加生石膏四錢地用八錢一服而安　又師龔彥淵明經口苦咽乾微渴頻嘔頭微疼脈左弦本方去橘紅生地桑葉鈎藤減半加釵斛麥冬夏麴各二錢生薑一片一服即愈　又馮樸卿司馬夫人咳嗆耳鳴手足筋痛本方去生地橘紅桑葉加玉竹桑寄各五錢川貝母一錢半二帖漸瘥　又黃雲裳少尹夫人恒患左偏頭痛本方去橘紅桑葉鈎藤減半加當歸二錢三角胡麻四錢服之必效此外奇驗更有難盡述者

先生治肝風法彙集成篇以便易於誦記

肝風者乃肝陽之化氣乘胃則嘔攻脇則痛肝居左而病熾右木犯土位之徵上升則竅絡阻塞頭目不清頭目疼耳鳴眩暈跌仆甚則瘈瘲痙厥矣內擾則營熱心悸驚怖不寐脇中動躍法不外緩肝之急以熄風滋腎之液以驅熱緩肝則用阿膠白芍生地萸肉木瓜玉竹胡麻首烏枯草之類滋腎則用天冬熟地杞子桑椹女貞旱蓮五味黑豆皮之類復云和陽熄風鎮陽熄風和陽者益陰以和之陰陽和而內風

自熄也。卽緩肝滋腎之藥。鎭陽者重以鎭之。取磁石紫石英之品。又法用龍骨牡蠣石决（三者皆生用）龜版鱉甲鮑魚淡菜。而藉介類以潛之。元參牛膝秋石。而欲苦鹹以降之。鹿茸蓯蓉熟地海參烏骨雞羊肉膠。而取厚味以填之。至若茯神柏仁炙草南棗麥仁麥冬沙參釵斛扁豆淮山。欲和胃以制肝也。玉竹生地白芍丹皮桑葉菊葉荷葉邊鈎藤白蒺藜。欲柔潤以養肝之體。而輕清以泄肝之用也。卽鎭肝攝腎安土泄木。亦不外以上諸法而已。

牡蠣龍骨。取其潛降浮陽。必須生用。以其味鹹能降。性寒能淸也。經火煆變其味失其性矣。若取濇以止脫。則煆而少用之。祇可一二錢然生用之功較宏也。

肝風一症。患者頗多。先生辨症施治皆盡善。誠補前賢所未備矣。第慮學者認症不眞。於外感之似肝陽上升者。與肝陽上升而兼外感者。竟作肝風治之。用龜版鱉甲牛膝等之直走肝腎者施治。斯外邪亦得隨其藥而直攻少陰厥陰矣。更用熟地五味萸肉等爲之封固。斯外邪深入。尚可冀其出乎。其悞人豈淺鮮哉。若確腎水有虧。肝木失養。厥陽變化內風而爲臟陰之風火。此時不知講究平緩肝之急以熄風。滋腎之液以驅熱。又悞認外感治之。恐熱得風而愈熾。陰被刼而速亡矣。其悞人又豈淺鮮哉。以是知爲醫而欲壽世以種福子孫者。不誠難耶。夫乃歎醫之識不可不廣。醫之心不可不小。醫之處方不可不慎。醫之審證不可不眞。而無恒者之不可以作醫也。余見有悞治而夭人壽算者。特贅數語以爲司命之仁人君子鑒。

眩暈

中虛痰暈。方用二陳補虛加朮。麻鈎藜。羣痰火

茯苓　陳皮　白朮　明天麻

半夏　炙草　鈎藤　白蒺藜

內風痰暈。嘔吐清水。二陳去甘。麻鈎菊藥。

雲苓　陳皮　明天麻

半夏　鈎藤　甘菊花

肝風頭暈。喉舌乾凅。肝風內沸劫爍津液萸肉阿膠。二冬地芍。

大生地　天冬　白芍

清阿膠　麥冬　萸肉

肝風不停眩暈不止何菊茯牛二麻椹杞菓汁法丸沉痾頓起

製首烏四兩　黑芝麻二兩　巨勝子一兩半即胡麻

紅杞子二兩　桑椹子二兩　甘菊炭一兩

雲茯神二兩　牛膝一兩半　青果汁法丸

眩暈嘔吐木邪尅土何豆冬英杞柏神棗先鎮肝陽治法最好。

製首烏　大天冬　炒杞子　茯神

黑豆皮　紫石英　柏子仁　南棗

案云兩寸脈浮大。氣火上升頭眩。甚則欲嘔吐。厥陰上干。久則陽明失降。土被木尅。脾胃俱傷。先當鎮肝陽。

久病眩暈。煩勞即起。木失水涵。風動不已。牡蠣磁龜天冬熟地萸味牛同茯神遠志。陰虛陽升

左牡蠣三兩　大熟地四兩　雲茯神二兩　天冬一兩半

靈磁石一兩　山萸肉二兩　遠志肉七錢　牛膝一兩半

龜腹版三兩　五味子一兩　丸方

案云煩勞則陽升故病斯發矣

眩暈心悸內風宜制杞柏胡麻斛桑牡蠣營血虛

生牡蠣　大金斛　三角胡麻

炒杞子　柏子仁　乾冬桑葉

頭風

右偏頭疼從牙齦起地斛丹桑茯荆菊杞木火上炎

炒生地三錢　茯苓一錢半　黃甘菊一錢　蔓荆子炒一錢

炒杞子二錢　釵斛一錢半　炒丹皮一錢　冬桑葉一錢

案云頭巔藥餌務宜清揚

頭風目痛貫目肝陽上攻風冷益甚衛陽清氣亦已損傷治血先風

治風先治血血行風自滅歸芍苑杞菊鈎相從血虛

當歸身　紅杞子　黃甘菊

炒白芍　關沙苑　雙鈎藤

頭風有偏正之分偏者屬少陽以少陽行身之側故也然雖屬少陽倘傷及肝陰生地阿膠胡麻首烏佐以緩肝之急可也先傷腎陰天冬熟地桑椹女貞佐

以滋腎之液可也。胃陰耗。加茯神柏仁山藥南棗炙草培土以禦風。而制其所侮可也。膽邪鬱加丹皮桑葉菊葉荷葉邊斂斛鈎藤。輕清以泄少陽之氣熱血熱可也。陰虧陽亢。磁石龜版鱉甲生龍骨生牡蠣石決明介以潛之。亦重以鎮之可也。倘用辛散上升之藥。必喪明矣。

邵新甫云。肝陰久耗。內風日旋。厥陽無一息之寧。痛擊之勢已極。此時豈區區湯散可解。計惟與復脈湯（當去薑桂）之純甘以理水。膠黃之柔潤以熄風而和陽。余

用之屢效如神

虛勞

附倣先生法
治驗案四段

入暮熱熾陰虛何疑腹膨食減太厥同醫歸丹肝膽朮樸胃脾氣熱芩合血熱鱉宜二通二補一清一滋

熟白朮二錢　當歸身二錢　生鱉甲五錢
川厚樸一錢　丹皮一錢半　淡黃芩一錢

案云此一通一補之法白朮補太陰厚樸通陽明當歸補厥陰丹皮泄少陽黃芩清氣分之熱鱉甲滋血

分之熱

鳳浦馮氏女年約三十餘不出閣者據述每夜必發熱熱退無汗便非外感經云陽維爲病苦寒熱至陰深遠故不得有汗患病將半載醫藥清散滋補迭施而無一效且近日漸增貪人則脘痞不舒必嘔吐乃適腹微脹脇微疼月經不來四月余診其脈軟而無力左關略數右關略弦余曰夜熱久不止而經停最易延爲乾血勞一症幸患病未久亦無足慮不過陰分素虧後因藥悞症變多端耳臍下少腹不實不脹痛經水不來亦非等經閉

實症（乾血勞是血枯虛症）熱退食進月事自以時下矣余議用先生此方卽依分錢但黃芩改用釵斛三錢以涼肝降胃一帖熱減二帖熱退再方去鱉甲丹皮加澤蘭二錢白芍木瓜各一錢生薑一片服四帖諸恙俱安又依再服方去厚樸金斛加雲茯神柏子仁製香附各一錢半調養月餘經下而全愈

鹹味入陰介類潛陽厥陽上舉此法最良龜阿膠地蓮藥遠將

龜膠　炒熟地　炒遠志

阿膠　炒山藥　建蓮米

案云上愈熱。斯下愈寒。沉苦寒威。斷難制伏。惟鹹味入陰介類潛陽法乃效。

肝腎陽浮。睡夢不休。介潛填補。膠地宜收。龍牡淡菜小麥萸投。

清阿膠　生龍骨　淡菜　萸肉

大熟地　生牡蠣　小麥

案云肝血腎精無藏。陽乏依附。多夢紛紜。皆陽氣浮越。當以介屬有情填補下焦。

腎水已枯。厥陽上越。目彩無光。心煩不絕。皆陽浮不潛藏上擾所致

龜地二冬。參神同啜。

龜版一兩　天冬一錢　人參一錢半

熟地五錢　麥冬三錢　茯神三錢

填陰潛陽而用人參。亦陰無陽無以生意。

此方固佳。而分兩尤妙。余用之治腎陰不足。虛陽上浮。而獲效者指不勝屈。茲姑舉其一二。　同里黃太原廣文。稍涉煩勞看書。即覺目昏耳鳴。或時左目微刺痛。或牙肉腫痛。神倦。遵此方分兩與服。必愈。　又

友人范君金泉述誦讀過二更或夜作詩文必多夢紛紜而精泄與此方服亦多應間或加生龍骨或連米麥仁同煎參或用麗參　又余交六十後欲將生平所著詩草醫書付梓慮兒輩鈔寫錯漏必須經手自鈔連寫數日則兩目昏花於旁註細字即模糊而難下筆目微近視於老眼鏡亦無所用或删訂舊著作心血過勞夜每難熟睡服此方無不諸恙俱安參余亦多用麗參三錢代

夢遺足痿精血損傷肝血腎精受戕致奇經八脈中之運用之力八脈已餒

通補奇陽。參茸歸杞胡桃茴香有情培養。腎佐雄羊。陽虛

人參一錢　杞子炒黑三錢　紫衣胡桃肉二枚

鹿茸二錢　小茴炒黑一錢　生雄羊內腎二枚

當歸一錢

案云精血皆有形。以草木無情之物爲補益。聲氣必不相應。桂附剛愎氣質雄烈。精血主臟。臟體屬陰。剛則愈劫脂矣。至於丹溪虎潛法。潛陽堅陰。用知柏苦寒沉着。未通奇脈。余以柔劑陽藥。通奇脈不滯。且血肉有情。栽培身內之精血。但王道無近功。多用自有

益

夜熱晨寒煩倦口渴（脈虛細汗出）臟液已虧復脈加芍（陰陽並虛）

炙草七分　生地二錢　阿膠二錢　火麻仁一錢

人參一錢　麥冬一錢　桂枝三分　白芍一錢半

案云宗仲景凡元氣傷當與甘藥之例陰虛者用復脈湯（此方乃復脈湯去薑棗加白芍）

便溏食減內傷何疑清熱理嗽寒潤皆非（妨碍脾胃）通補一法內經可師四君加入桑葉丹皮

人參　生白朮　雲茯苓

炙草　冬桑葉　炒丹皮

案云太陰脾臟日削自然少陽胆木來侮宗內經補臟通腑一法

平補三陰脾肝腎　山藥人參地杞貞味內損怡堪

人參　炒山藥　炒黑杞子

熟地　女貞子　北五味子

案云久嗽神衰肉消是因勞倦內傷忌用苦寒沉降傷胃　初服方用黃芪建中湯去薑加五味子連服二帖

先生治虛勞症至食減大便溏多用上一症補臟通腑法或參芪建中湯去薑或異功散加五味或白芍症縱兼氣促或寒熱亦必用此法即有咳嗽陰火斷不見病治病見熱投涼以傷後天脾胃

理心之用五液可復二參二冬地神燈竹

人參　麥冬　生地　竹葉心

丹參　天冬　茯神　燈心

案云手足心熱咽乾煩渴是五臟精液之損營液既損氣分之熱自灼

咳嗽

附倣先生法

治驗案四段

寒傷衛陽痰咳方是桂枝杏苡草棗生薑感寒咳

桂枝五分　生苡仁三錢　生薑片一錢

杏仁二錢　炙甘草四分　大棗肉二枚

案中本案下治王症脈沉細形寒咳方藥分錢皆同

獨桂枝改用一錢

風鬱肺衛咳嗽面浮麻杏石甘湯名辛散合投感風咳

麻黃五分先煎去沫　北杏仁三錢

生石膏研三錢　生甘草三分

案中本案上治吳症云脈右寸獨堅。此寒熱客氣包裹肺俞、鬱則熱。先以麻杏石甘湯、亦感風寒、風襲肺衛咳嗽鼻塞。蘇杏桑皮象貝苡桔蔞選辛涼堪散風鬱。感風咳

嫩蘇梗三錢　桑白皮三錢　浙貝母一錢半

北杏仁三錢　生苡仁三錢　津桔梗一錢半

此症最多。此方極妥。凡傷風咳嗽皆可統治。但小兒與表虛人蘇梗宜減輕些

風温脈虛咳嗽不除沙參杏薄桑貝翹俱（風温咳）

北沙參三錢　冬桑葉二錢　浙貝母一錢半

薄荷葉三分　北杏仁二錢　連翹殼一錢半

頭脹咳嗽風温上侵薄荷浙貝翹杏桔甘

薄荷葉七分　浙貝母一錢　連翹一錢半

生甘草三分　津桔梗一錢　北杏一錢半

案中本案下一案症同但多失音咽痛亦用本方加射干皆十歲小兒科藥故分錢皆輕用薄荷味太辛同煎七分亦不妨若後下祇可用三四分泡服祇可

一分

風温化燥熱咳咽乾甘緩柔合忌辛温寒南參玉竹梨

桑草安。風温化燥咳

大玉竹五錢　南沙參二錢　生甘草三分

鮮梨皮二兩　冬桑葉一錢

案中本案數上一案云脉右浮數風温于肺化燥喉間癢咳不爽議用辛甘涼潤劑方用北沙參冬桑葉玉竹南杏甘草糯米湯煎案云辛者乾冬桑葉亦微有辛味故也本方南沙參卽薺苨方書多有南沙參北沙參一方並用者

又數下三案云風溫客邪化熱刼爍胃津喉間燥癢嗆咳宜清養胃陰用金匱麥門冬湯

風溫慮化燥先生多用沙參佐薄荷至於化燥症見咽燥舌乾渴飲薄荷亦不用上方佐麥冬蘆根蔗漿梨汁花粉等以急救胃津

謝司馬茹坪邀余診其戚之風溫咳症前醫悞認外感風寒治以羌防柴葛以致燥氣愈逼心營肺衛身似倏寒倏熱營衛不和故咳嗆益甚且增舌乾渴飲神昏余診其脈兩寸俱浮數卽用先生此方依分兩再加

杷葉白菊各一錢同煎另用鮮活水蘆根二兩生薏苡仁一兩煎清湯調入梨汁代茶止渴服二帖稍安去玉竹加連心麥冬抱心茯神各二錢生扁豆八錢再服三帖而愈

溫邪咳嗽咽痛痰黃蘆兜杏貝瓜子苡桑溫邪咳

枇杏　川貝　生苡仁　鮮蘆根

兜鈴　桑葉　冬瓜子

熱從內而發者爲溫邪故咳則痰多黃脈多數更或咽痛燥渴春日最多所謂未夏至爲病溫也兼感風

者名風溫。更見頭脹發熱汗出咳嗽。冬日天氣太暖。亦有其名。冬溫。治法亦同。均忌辛溫散藥表汗。劫傷律液。

咳渴頭脹。肺受暑風。暑風襲肺衛　杏桑滑桔絲瓜藿同。暑風咳

北杏仁三錢　桑白皮三錢　陳香薷五分

川滑石三錢　律桔梗一錢　絲瓜葉二錢

案中本案下列暑熱疳案云香薷佐絲瓜葉。能祛暑中之風

燥熱傷肺。咳漸音低。沙參玉竹麥杏桑雜燥咳

明玉竹二錢　北沙參三錢　生雞子白一枚後下或冲服
大麥冬一錢　南杏仁二錢　鮮嫩桑葉一錢

香邑黃閣鄉麥君學餘次子球，年二十。初秋患燥熱咳，醫用辛散藥作外感治，咳益甚，漸失音。更醫主苦寒清熱，亦罔效。延余治，脈診右寸浮數而大，知其燥熱全在肺部。余因選輕清藥以清肅上焦：生南扁豆皮四錢，桑白皮三錢，薺苨、知母、川貝母各一錢，兜鈴、白菊、桔梗各七分，生甘草四分。用生苡仁、青蔗肉、鮮梨皮各一兩煎湯代水煎服。余製此方頗稱意，因名爲還金湯。更用

甘緩柔潤法以清其燥即用先生此方加入豬精肉煎羹作飯菜早用羹午後服方藥祇守此法調治十餘日而痊

入暮寒熱晨汗漸康咳頻且渴陰液損傷曾經久瘧傷陰醫仍發散愈煽肝陽地冬膠芍麻草蔗漿下燥咳

大生地　大麥冬　火麻仁

清阿膠　生白芍　炙甘草

冲入青蔗漿一杯服

案云有汗不痊豈是表病診得色消肉爍脈獨氣口

空摶。與脈左大屬外感有別。
方即復脈湯去參桂薑棗。加白芍蔗漿。此等症醫者
不小心最易悮治。宜熟記先生辨脈辨症。
脘痺咳嗽。肺燥不通。杏杷貝桔瓜子橘紅。上燥咳
鮮枇杷葉三錢　川貝母二錢　冬瓜子一錢打破
南甜杏仁三錢　大津梗一錢　蜜炙橘紅一錢
上一症下燥故治肝。此一症上燥故治肺。肺主氣肝藏血凡上
燥治氣下燥治血必然之理　脘痺咳嗽症。先生多用此方。案中本
案嗽上十二案。脘痺咳嗽。亦用此方。有桑葉而無橘

紅。南杏改用北杏。

陰弱陽升。咳嗽寒、熱。參麥棗甘、粳米同啜。胃陰虛咳

北沙參　南棗肉　炙甘草

炒麥冬、　白粳米

案云春令地氣陽升。寒、熱咳嗽。乃陰弱體質不耐升泄所致。徒謂風傷。是不知陰陽之義。

膽火犯肺。咳甚耳鳴。梔翹蔞杏菊薄丁羚。胆火犯肺咳

羚羊角　連翹殼　北杏仁　薄荷梗

苦丁茶　梔子皮　瓜蔞皮　菊花葉

案云兩寸脈大。咳甚。脘悶頭脹。耳鼻竅閉。此少陽鬱熱上逆犯肺。肺燥喉癢。先擬解木火之鬱。

晨咳吐涎。治胃爲先。沙參玉竹。豆苡並鮮。茯神桑葉糯米泔煎。鬱火傷胃咳

白沙參　生扁豆　雲茯神

明玉竹　生苡仁　冬桑葉

用白糯米半斤。淘濾清入滾水泡一沸。但取清湯煎藥。又法用米先淘淨候乾了用滾水泡一刻取清湯煎

案云脈右搏左濇。氣燥在上。血液暗虧。由思鬱致五

志煩煎晨咳吐涎姑從胃治
案中本案數上第五案云咳早甚屬胃虛方用生扁豆炒麥冬沙參薏米橘紅治之
攝納腎陰滋養柔金（脈數衝氣咳逆）扁豆神斛地冬沙參金水同治咳逆不侵（勢咳）
大熟地四錢　金釵斛三錢　大麥冬二錢
生扁豆五錢　白沙參三錢　雲茯神三錢
久嗽喉痛龍雷上升形肌日瘦藥不宜清參神貞味胡桃石英

秋石拌蒸人參錢　胡桃肉四錢　雲茯神三錢
紫石英生研四錢同參先煎　五味子一錢　女貞子三錢

案云秋深喉痛是腎精內乏陰中雷龍閃爍無制當此秋令肅降臟職失司明歲穀雨萬花開徧此病堪憂矣

溫少泉鶴山文士也年少精琴工詩余少日好琴多與之遊春初患咳嗽吐血醫皆主苦寒清降迭治罔效因過余相商余時尚業儒而未專於醫診之而不敢妄議方藥少泉曰諸老醫治之不效學無前後達

者爲師耳盍試之余因其脈動於右乃津液不充致陽氣易升知苦降不宜惟柔潤甘平乃合於是即鈔先生存眞案中治胡樸菴之方與服（方已纂入此書血症第十七段見治容君綺谷案）三帖血止再方去柏葉茜草加白沙參三錢生扁豆（粒用不研）五錢用糯稻根生苡仁各一兩煎湯代水煎藥調治數日而咳亦漸愈春杪復漸起咳嗽咳多而痰少余治之三兩月咳雖稍止而未能盡痊或偶止數日而忽然復發迨後旋里更數醫調治亦復無功秋杪偶見血些少慮血症再發復進省垣就

余診治余按其脉右寸關畧浮大而無力左關尺皆浮弦而沉濇余曰血無妨偶因咳頻微動絡中之血不須治血惟當愈咳夫人身一小天地耳方今將交冬天地之陽氣漸主閉藏人身之陽氣亦須應之君脈尚浮臟腑氣機仍復行春升夏泄之令升泄太過衝脈必因而上升衝氣升逆咳安能已血安能甯靜平法宜急固腎真助冬令之收藏則衝氣平咳自止血自甯矣於是議用先生此方酌加分錢（原方無分錢）調入人乳一杯同服連服三帖咳減八九再加飴糖三

錢亦連服三帖胃亦進咳日或數聲而已仍遵先生方法去玄貞改用玉竹三錢五味用三分仍用人乳飴糖調服守此法調養數月閒三兩日服一帖咳漸無爽春後血亦不發

眞陰下竭虛陽上燔汗泄頻咳陽泄爲汗爲咳肺藥休掄方選對症都氣加鉛勞咳

熟地　山藥　丹皮　澤瀉

萸肉　雲苓　五味　青鉛

案云肝腎根蒂不牢衝脈震動則諸脈皆逆陽泄爲

汗耳此咳嗽乃陰不上承非肺病也理當收攝固納宜都氣加青鉛醫悞用蘇子泄氣鋒芒之藥最屬不宜

先生治勞嗽案中因腎虛不能收攝症見行動氣喘或形寒足冷或氣衝咳逆或戌亥咳甚或汗泄皆由肝腎根蔕不牢虛陽衝逆所致者欲收攝固納多用此等方法或無青鉛或腎氣丸加人參河車或腎氣丸去牛膝肉桂加沉香或六味丸加附子車前補骨脂胡桃沉香

損及中州咳漸減食理嗽清痰有損無益膠地冬苓燕參桃石

阿膠　天冬　胡桃肉　海參

熟地　茯苓　紫石英　燕窩

燕窩海參美味入藥未免可惜不若方中但用此六味藥煎服服後即接進燕窩海參豬精肉羹作飯菜更妙

久嗽損及中州即經言陽損及陰陰損及陽見症則食減神倦或便溏汗出先生多用異功散桑入白芍

山藥扁豆蓮米芡實五味南棗等加減治之案中有
云亂藥雜投胃口先傷已經食減便溏何暇紛紛治
嗽宜急顧後天脾胃

高年久嗽補養爲宗液枯忌燥溫柔納通地杞苓味補
骨蓯蓉桃沉車膝蜜丸有功

薑汁製熟地四兩　杞子二兩　五味子一兩五錢
乾淡肉蓯蓉一兩　茯苓四兩　車前子一兩五錢
紫衣胡桃肉三兩　角沉五錢　懷牛膝一兩五錢
炒補骨脂一兩五錢　蜜爲小丸淡鹽湯送下

案云老人久嗽古人但以温養脾胃未必以肺藥見病治病貽害但身小質薄絡脈卑弱桂附雄猛液枯必犯肺瘍此温柔通納爲無弊耳

高要盧濟川茂才年六十以久嗽過診據述前八年來省偶咳嗽氣促各醫主清痰理嗽或表散風寒紛治罔效君獨以腎氣丸加胡桃治之而瘥後每發服此湯多應自立爰後近三兩年服之反氣倍促喉燥咽乾未知肝血腎精皆何今適發特求再診按其脈右虛左弦重按細濇余曰仍是下虛不主收納衝氣

上激而爲咳嗽。但脈現兼細濇。陰液已屬不充。桂附剛燥安能再進。改用溫柔通納之法。諒可獲效。於是用先生此方。將丸劑分兩改用十份之一作湯劑進。獨五味改用蜜炙一錢。角沉香改用和正秋石丹磨汁三分冲服。一帖。畧可。四帖而痊。復將先生原方分兩與以丸料調養。

咽燥乾咳。陰虛火炎。雞黃膠。豆沙冬神。兼。陰虛火炎咳嗽

清阿膠　北沙參　雲茯神

雞子黃　大麥冬　黑豆皮

案中本案上治孫症案云脈搏大陽不下伏咳頻喉痺暮夜爲甚先從上治方雞子用白配入生扁豆皮地骨皮玉竹沙參麥冬

陰中陽傷勿用嗽藥四君湯加南棗白芍中氣虛嗽

人參　雲茯苓　炒白芍

白朮　炙甘草　南棗肉

案云甘藥應驗非治嗽而嗽減病根不在上腹鳴便忽溏陰中之陽損傷

案中本案數下第十六症案云咳嗽多勞氣分不充

宜戊己湯。即前方加陳皮。無南棗。再數下三症案云脈虛久嗽。食減。亦即前方有南棗而無白芍。可知中氣虛而咳嗽者。總貴培土以生金。是即虛則補其母之義。

咳由中虛。神倦不食。歸芪建中。甘溫氣益。中氣虛咳

當歸　桂枝　炙草　南棗

北芪　白芍　生薑　飴糖

案云煩倦神羸不食。豈是嗽藥可醫。內經有勞者溫之之訓。東垣有甘溫益氣之方。堪為定法。

吸短脈虛嗽久不已形瘦食稀虛汗漸起黃芪建中加參五味辛多傷陽薑姑舍是

北芪　桂枝　炙草　南棗

人參　白芍　五味　飴糖

先生案中用黃芪歸芪建中等法或去薑或不去或加人參附子茯神其案論有曰神倦食減有曰汗出吸短有曰畏風怯冷有曰背寒汗多有曰風冷咳甚有曰氣泄汗淋皆因衛薄陽微欲藉建中以建立中氣黃芪又以固衛外之陽氣也彼見熱投涼見嗽治

痰者曷不於葉案中參究耶先生選藥之神妙亦惟其審脈之眞故其認證之確惟其認證之確故其愈病之神夫亦習之熟學之深而有恆焉耳倘戴藉空存披覽無日識淺悞治咎將安歸不誠禍人卽自禍耶

胃咳之狀咳逆而嘔二語內經 神棗糯根沙參冬豆胃陰傷咳

王案薑汁小半夏救胃陽弱咳

生扁豆一兩　白沙參二錢　大麥冬一錢半連心用米拌炒

雲茯神三錢　南棗肉三錢　糯稻根鬚五錢煎湯代水

案中本案數下第二段治王症案云脈沉胸脘痺悶。咳甚嘔吐飲食。乃陽不旋運。夜陰用事。濁泛嘔吐矣。用小半夏湯加生薑汁。製半夏生薑片先煎好後再沖入生薑汁同服。相連選錄。使知一陰一陽之對子無得渾治。

畏風便溏。咳屬大腸。脈弦右甚 朮苓薑棗。赤石餘糧。大腸嗽

生於朮一錢半　茯苓三錢　赤石脂一錢

生薑汁四分沖服　大棗四枚　禹餘糧二錢

咳本肝風。治肺無功。蠣膠菜黛。和陽熄風。肝風咳

生左牡蠣　正青黛

舊淸阿膠　大淡菜

寒熱咳嗽。右脇痛頻。蘆杷瓜子。杏苡蔻仁。咳脇痛

鮮蘆根一兩　冬瓜子三錢　生苡仁三錢

枇杷葉三錢　北杏仁三錢　白蔻仁三分

卷一終

評琴書屋葉案括要卷二

番禺潘名熊蘭坪纂　男　龍章雲臺　鸞章翅霓　校刊

吐血　附倣先生法治驗案六段

右脈偏大濕熱邪侵震絡咳血肺胃治堪梔桑杏粉石膏沙參溫熱

桑白皮　山梔皮　北杏仁

白沙參　生石膏　南花粉

血後欲嗆喉燥癢欲嗆脈左搏堅沙參玉竹金斛煮先花粉

桑葉糯米飲煎。溫熱

金釵斛　北沙參　鮮嫩桑葉

大玉竹　南花粉　糯米飲煎

夏熱泄氣。胃弱衝逆。血失。扁豆茯苓。茜根三七。暑熱

生扁豆一兩粒用不研　茜草根一錢

雲茯苓五錢乾斂厚塊　田三七一錢

輕藥清上理肺血止。咽乾嗆咳。杏貝苡兜萊豆瓜子。肺火

冬瓜子三錢　生苡仁三錢　川貝母一錢半

菉豆皮三錢　馬兜鈴七分　北杏仁三錢

咳吐血膿音嘶啞熱壅邪鬱麻杏甘膏苡桃菀桔寒熱鬱肺

麻黄　甘草　苡仁　紫菀

北杏　石膏　桃仁　桔梗

方即麻杏甘膏湯加苡仁桃仁紫菀桔梗

左脈仍大血止非好冬地參神芍貞二草陰虛

天冬　白芍　人參　雲茯神

生地　女貞　炙草　旱蓮草

脈數失血脈虛數心悸頭暈豆苓膝藕淡菜糯根

生扁豆一兩　雲茯神三錢　牛膝炭一錢半

鮮藕節三枚　大淡菜五錢　糯稻根鬚五錢

咳血側眠。脈診左數。阿膠淡菜。地冬草芍。

清阿膠　生地黃　生白芍

大淡菜　大麥冬　炙甘草

左脈堅搏。咳血陰傷。陰傷失血致咳。復脈加芍。去參桂薑。

阿膠　生地　天冬　火蔴仁

炙草　南棗　白芍

方即復脈湯去參桂薑。加白芍。

案云。凡咳血之脈。右堅者。宜調養胃陰。如生扁豆沙參苡仁等類。左堅者宜滋填肝腎如阿膠地黃杞子五味等類。脈弦脇痛者宜蘇子桃仁降香鬱金等類。成盆成碗。葛可久花蕋石散。仲景大黃黃連瀉心湯。診血症者宜熟記。

咳血成勞。臟損及腑。由臟陰傷及腑陽地冬、膠蠣炙草南棗。

陳阿膠　大生地　炙甘草

生牡蠣　大麥冬　南棗肉

沉着濃厚血出腎肝地歸杞膝砂神鉛安。

熟地炭　炒當歸　牛膝炭　青鉛

炒杞子　雲茯神　砂仁末

左數入尺真陰下虧下午火升咳嗆血出乃陰中陽浮　膠冬、淡菜、豆神、草薺。陰虛陽升

淸阿膠　麥冬　淡菜

生扁豆　茯神　炙草

案中此案上治徐症案云脈左垂主陰精不足又治杜症案云脈小數入尺澤皆言尺脈更見於尺部下也。

陽升血溺欲攝還元參附甘味熟地靑鉛

人參一錢（秋石拌蒸） 大熟地一兩 青鉛片一兩
熟川附子一錢 五味子一錢 炙甘草八分

案云：血色渾濁，下元無根，恐難接續還元，姑議攝陰陽法。

余曾治省垣琴友劉淡人，忽連日嘔血數碗，脈診尺弱寸數，大而軟，此陰弱不能維陽，陽氣上衝而血隨氣溢。余議育陰和陽，佐以溫攝法。礼麗參三錢，生地、熟地、紫石英各五錢（石英生研，同參先煎），天冬、當歸各一錢半，炮薑炭八分，炙甘草、醋炒烏梅肉各五分，調入正秋石丹三分同服一帖血止繼用生脈六味四君加減調治數劑而漸安後因房事不節漸覺行動氣喘稍涉勞怒喘促更甚喘甚則眩暈心悸微汗咽乾足冷幻症疊見矣胃幸頗安穀診脈仍尺弱寸强此仍屬精氣兩虛陰陽不相依附卽用先生此方酌加分錢（原方無分錢）更加入胡桃肉三錢連心麥冬一錢參用野山麗參三錢服二帖諸恙稍安後間三兩日服一帖或去青鉛減少附子共服約十餘帖而愈繼仍用生脈六味生脈四君與人參固本叅入杞子杜仲出入

加減調養而痊

脈動無序。血湧如泉。虛陽上冒。涼藥難痊。地桂芍味能牛茯全。

熟地炭　甜肉桂　五味　牛膝鹽水炒

生龍骨　生白芍　茯神

案云脈動無序。血湧如泉。汗出畏冷。少焉熱燥。此無根陽上冒。非涼藥可止。按服方去桂芍牛膝加人參杞子

肝陽易逆。左眠不得。肝氣從左而升肝陽既升逆太過安能左眠以遏其升逆之威蠣膠地冬。茯神小麥。陰虛肝陽動

生牡蠣　生地　茯神

淸阿膠　天冬　小麥

案云、當治肝體用。潤劑和陽。

又存眞案云。著左臥即咳甚。是臟陰血液傷極。用益氣甘藥者。緣有形生於無形耳。方用人參黃芪當歸白芍炙草南棗。症同治別當彼此相參

着右臥眠喘咳更甚。肺氣從右而降肺病降已不及而復右眠以遏之故咳喘更甚麥門冬湯。血痰當任。胃陰虛

麥冬　人參　白粳米

炙草　南棗　製半夏

案云遇勞動陽痰必帶血經年久嗽三焦皆病

案中本案下治徐症亦用麥門冬湯去半夏加黃芪

案云陰臟失守陽乃騰越咳甚血來皆屬動象先以柔劑填其胃陰

脈動於右氣熱血升能食液涸陰不上承二冬膠地雞柏茜苓

雞子黃一枚　生地三錢　麥冬二錢連心　柏葉一錢炒黑

真阿膠一錢　茯神三錢　天冬一錢半　茜草根一錢

案云養少陰之陰。勿苦降礙胃。

凡吐血遷延日久。其形神屬不足者。余必遵先生勿苦降礙胃之訓。多倣此方治之。方中雞黃膠地二冬。育陰以和陽。茯神扶脾而降胃。其治血但用柏葉茜根二味足矣。方清簡可法。　余嘗治容君綺谷年廿六初秋以血症見邀。據述患嗽血已經四載。愈而復發多起於春杪秋初。此番更苦纏綿莫止。余診其脈左關尺弦細而數。右寸關浮數而無力。將先生此方酌加分錢。用藕三兩。生苡仁生扁豆粒用不研各五錢。煎湯代水煎議養肝胃之陰佐以清降肺胃服四帖血止胃進而愈冬後復邀余診據述血雖不復來而行動必氣升作咳診兩寸及左尺畧浮數上湧此眞陰未充而冬令收藏未固致衝脈之眞氣因而上升仍用先生方去柏茜加生紫石英研碎四錢佐以鎮養衝任二脈蜜炙五味子一錢助諸藥以收攝腎眞茯神改用芡實五錢生地改用熟地四錢連服十餘帖衝氣漸平後仍將先生原方去柏茜加麗參熟地各三錢蜜炙五味子四分即生脈散人參固本合方加味多服倍養以防

來春臟氣隨時令氣機升泄明年血果不發亦因酒色能節調養得宜遂康健勝常

余自倣先生法醫愈此症凡血症反覆余多從奇經八脈主治冬月用藥必鎮養衝任固攝腎真（八脈發源肝腎隸屬陽明）助冬令之收藏以爲來年春升夏泄計故近年鳳浦之馮蕙庭世講譚山之許蘊石姻婭皆以此法調治而獲安

咽乾失血調養胃陰黑豆藕汁冬斛丹參（胃陰虛）

川金斛一錢半　黑豆皮三錢　丹參一錢

大麥冬一錢半　藕汁一小杯冲服

姻眷許李氏，寡居憂鬱，胃素弱，嗽血一症，年發數次。偶到求余診治。脈右浮數而軟，左沉弦而濇，用此方依先生分錢，再加雲茯神、生柏葉各一錢半，乾茅根二錢，服五六帖漸愈。李頗曉藥性，知方藥平穩，後每發遵此方服三兩劑自痊。偶再發，依方服之不應，復求余診。脈比前畧同，因將舊服方分錢各倍用，再加炮薑炭、五味子、炙甘草各五分，豆皮改用成粒黑豆二兩，煎湯代水煎藥。一服血止，後自能調養舒懷，血遂不作。

養胃之陰。二冬、沙參。杏豆神斛。糯稻棗甘。下損及中

生扁豆一兩　麥冬二錢　茯神三錢　糯稻根鬚五錢

生甘草三分　沙參二錢　金斛三錢　南棗肉一錢半

案云、診脈數澀。咳血氣逆。晨起必嗽。得食漸緩。的是

陰損及陽。法當養胃之陰。

此案藥僅八味。惟案中本案下治華症配入天冬。又

治倪案配入南杏用糯米泔煎藥。案中凡言養胃陰

肺陰。多用此等藥

久嗽見血溫之益之歸脾加杞去木香芪勞傷中氣虛

人參　於朮　茯神　炙草　圓肉

當歸　棗仁　遠志　杞子

方即歸脾湯去木香黃芪加杞子。

案云因積勞久嗽見血是在內損傷先聖曰勞者溫之損者益之溫非熱藥乃溫養之稱甘補藥者氣溫煦味甘甜也今醫見血投涼見嗽治肺最多予見此治法胃口立即敗壞者不少

勞傷咳血脈耎則虛建中加味玉竹相於

桂枝八分　炙草五分　生薑一錢　玉竹五錢
白芍二錢　大棗三枚　飴糖三錢
余堂叔祖母章孺人年五十嗽血稍止即患手足酸疼兩腿尤甚喜按摩廢寢食脈左弦細右弱余思陽明之脈司束筋骨以利機關即奇經八脈發源肝腎亦隸屬陽明因主建立中氣一法中氣旺則八脈之氣自充腿足屬八脈主病記先生嘗用建中湯加玉竹方法甚佳且玉竹更足以緩肝之急肝主筋亦主痛於是酌加分錢更加桑寄四錢同煎服二帖痛愈八九又據述一

向有些便血昨嗽血減便血又來仍用建中加玉竹桑寄方桂枝減三分去甘草加蜜炙當歸二錢柿餅炭一箇連服三帖嗽血便血俱愈後用歸脾加五味杞子調養

右脈空大胃陽已傷土衰木侮血吐可詳參芪炙草南棗煨薑胃陽虛

人參一錢　炙甘草五分　煨薑一錢

黃芪三錢　南棗肉三錢

案云此失血症當獨理陽明胃壯則肝犯自少脈右

空大可證若三陰熱蒸脈必泰於左部

莫治血痰當顧真氣參神歸甘圓龍棗志金箔研冲心

脾統治營虛

人參一錢半　雲茯神三錢　遠志肉七分

當歸一錢半　熟棗仁三錢　炙甘草三分

圓眼肉二錢　生龍齒二錢　金箔五張冲服

即歸脾湯去芪朮木香加龍齒金箔

案云藝語失血是有形精血無形神氣交傷漫言治

血治痰真粗工矣補精宜填安神宜靜然無形真氣

為要與心脾二經主治

經來血止肝病堪徵當歸蘭葉查延桃苓（肝胃不和）

白歸身　炒山查　桃仁

澤蘭葉　炒延胡　茯苓

瘧傷驚傷肝絡凝瘀（血來紫塊）血久不痊治尋其緒桃桂大黃鱉歸茺煮（血絡瘀痺）

桃仁三錢　鱉甲三錢　當歸鬚一錢

大黃五分　桂枝七分　茺蔚子二錢

血溢紫塊勞怒動肝降氣導血金斛大黃桃仁蘇子黑

梔降香勞怒血痹

製大黃五分　川斛三錢　蘇子一錢半

降香末五分　桃仁三錢　黑梔一錢半

脇痛血咯、降氣和絡。蘇降苡苓橘桔韭齏。血絡瘀痹

蘇子　降香　生苡仁　雲茯苓

橘紅　桔梗　韭白汁一小杯冲服

連上三症。脈必兼沉弦、或濇或結、

失血脈弦、氣逆脇痛。杷葉丹皮蘇瓜子。共又苡桃仁。降香膝用。血絡痹

枇杷葉三錢　冬瓜子三錢　苡仁三錢　牛膝炭一錢半

炒丹皮一錢　紫蘇子一錢　桃仁三錢　降香汁八分冲

泄胆益土，四君加好桑葉丹皮，合佐南顧。

人參　茯苓　丹皮

於朮　炙草　桑葉

案云：止血後，復有脇痛，食減不甘，乃少陽木火犯脾，當泄胆益土。

冬藏血止，嗽仍未已，預培臟陰，春升方美。固本湯方，名人參固本丸，加五味子。

熟地　天冬　人參

生地　麥冬　五味

案云冬藏氣降。血止嗽不肯已。但宜滋培臟陰。預防春深升泄。不可以藥理嗽。

心熱齶乾。咳嗽失血。虛損眞陰。龍相飛越。胡桃糯根坎味蜜啜。

胡桃肉四錢　白蜜四錢　糯稻根鬚案稱能降陰火上炎一兩先

五味子一錢　坎炁　煎湯去糯根將湯代水

案云天氣令降。身中龍相反升。下焦眞氣不得收納故也。惟甯神静坐，斯天君不動，自得陰上承，陽下降，天地交而成泰矣。

窓友鍾玉卿，茂才，志切功名，亦復情深伉儷。離南坎北，未免交傷。秋燈夜讀，忽五心煩熱，微渴咽乾，旋即嗽血數口。玉卿知醫，自用茅根、桑寄、沙參、麥冬、生扁豆、京柿煎代茶，早用玉竹、鮑魚、豬精肉羹。此法雖未納氣，是晚安常，血不復吐。半月後作文過三更，煩勞則陽升，且勞傷心陽，亦令暗吸腎陰，復覺煩渴心熱，身亦微熱，熱退無汗，早起嗽血數口。玉卿仍欲用前法調養，適某醫過訪，便診之。謂身熱宜發散。血吐當清熱。前自服法。祇堪養病。斷難愈病。於是進以苦寒、發散劑。是晚諸恙益甚。且增喘咳。辛散益動其虛陽。苦寒愈傷其真氣。玉卿知昨服方之非。即邀余診治。脈左關數。左尺動。余曰。熱退無汗。且入迎脈不浮。斷非外感。脈之動數。見左部者。乃腎陰心陽俱虧。下虛元海自不司收納。故衝脈之真氣。因而上沖。氣升而血亦升。衝脈之虛陽。隨之上擾。必熱而身亦熱耳。據理論治。不宜見病治病。祇當顧真納氣為主。遂鈔先生此方。酌加分錢與服。原方無分錢。坎炁改用正秋石丹三分和人乳拌蒸吉林參二錢代之。余將方後節錄先生案語七句誦之。玉卿聞而信服。午後更將玉卿自服法訂一方代茶。佐以兼顧陽明胃陰。以作中流砥柱。沙參麥冬、各三錢。生扁豆一兩。甜青蔗肉三兩。是晚熱退血止。明早診脈動數稍平。喘咳渴減去八九。仍守此方法調治。早服方藥。午後飲代茶方。調治三日而諸恙悉安。後祇用余自製肉羹法作飯菜。以爲善後計。方用玉竹熟地杞子各二錢。麗參阿膠麥冬、各一錢。紅棗四枚。生薑一片。同豬精肉

煎羹。此余平日倣復脈法製取名玉液羹夏令易受濕當去熟地倍用玉竹

血後涎喘。行走喘促涎沫上湧真炁過升。扶胃攝腎。坎炁參苓。芡蓮山藥。五味石英。

人參　五味子　建蓮　芡實

茯苓　紫石英　山藥　坎炁

案云。是腎不攝納真炁。五液變沫湧逆。無治痰治嗽之理。扶胃口。攝腎真。乃爲對病之藥。

吐血頻發。脈右弦空左濇形神兩傷。黃芪建中。湯名攝固陰陽

黃芪　桂枝　白芍　炙草

生薑　大棗　飴糖

咳血脈大。煩勞氣傷。沙參芪芨苡草棗艮。

炙綿芪三錢　大白芨一錢　南棗肉三錢

白沙參五錢　生苡仁三錢　炙甘草五分

案云秋失血。春再發。脈右大頗能納食。金匱云男子脈大為勞極虛亦為勞。要知脈大為勞是煩勞傷氣。脈虛為勞是情欲致損。

省垣方君子純久患咳嗽。形瘦面白。體質本屬陽虛。且久嗽肺氣亦無有不虛。況又善經營世故。亦令陽氣受傷形瘦者液自枯故常覺喉舌乾涸素喜清涼理嗽生平博覽方書而不究脈理偶感風溫自服微辛涼而溫邪已解病初愈即勤經營煩勞陽升因而嗽血自懼而過余相商診其脈左尺細而數右寸大而虛余曰據脈論治似不宜見血投涼此緣煩勞傷陽陽氣受傷偶失統攝而絡血上溢耳余用先生此方加入分錢與之（原方無分錢）明日復到診子純曰今早血僅少見諒此方必合但每睡醒喉舌太涸爲我並愈之余曰少陰之脈循喉繞舌今左尺細數乃少陰

之眞陰亦不充。以致陰液不能上承耳。陽能生陰氣自化水。謂方中黃芪且方中重用沙參以清金。又足爲生水之源。茲議再調入正珍珠末三分同服。佐以育眞陰而潛浮陽。則陰液倍易上承。自津生而血止矣。果服一帖喉舌卽不涸。再服四帖血止而咳亦減。因咳未能盡除。卽將余平日自製常服之金漿飲。加入北芪二錢與服。此後常服咳漸疎而漸愈。

金漿飲方

沙參八錢。麗參薺芪麥冬、述心各一錢。紅棗四枚與豬精肉同煎羹作飯菜。

失音 附倣先生法

治驗案一段

忽然音啞。陽邪搏陰三陰俱病。冬地桔甘。連蔞丹杏。蒲黃治堪。

甘草　麥冬　蔞皮　黃連　生蒲黃

桔梗　生地　丹皮　北杏

案云音啞者陽邪搏於三陰少陰之脈循喉嚨太陰之脈連舌本厥陰之脈出咽喉故也。

嗽喘失音。夜苦衝氣（脈小痰冷）肺虛飲邪。桂苓甘味。（湯名）

桂枝　茯苓　炙草　五味

金實無聲。宜疎宜清。麻杏甘石。湯名射苡加應。寒熱客邪迫肺

麻黃四分　生石膏三錢　生苡仁四錢

北杏三錢　生甘草五分　射干一錢半

一何友醫家也。初秋暴咳失音。自服滋膩藥益甚。邀余商。余將先生此方酌加分錢與服。原方分錢未存二帖。暑安。診肺胃脈仍壅滯。暑滑。加乾竹茹一錢。馬兜鈴七分。麻黃減去一分。又連服三帖。聲音漸亮。繼仍用輕藥宣清肺金數劑而痊。方用生扁豆皮四錢。鮮枇杷

葉二錢北沙參三錢南沙參南杏仁北杏仁各一錢半杭甘菊杭白菊津桔梗各七分桔餅三錢飯後分幾次飲下。余喜此方因名爲潘氏甘露飲

久嗽失音冬地沙參雞黃同煎膠斛神甘陰虛

淸阿膠二錢　炒麥冬一錢半　炒生地二錢　茯神二錢

雞子黃一錢　北沙參一錢半　大金斛三錢　甘草三分

肺痿

久嗽氣促神衰汗出肺痿堪憂合芪苡芨草棗膏收陰傷胃虛

黃耆蜜炙八兩　生苡仁二兩　百合四兩　白芨四兩

甘草炙黑二兩　南棗肉四兩　水熬膏米飲湯送

痿因過辛。甘緩最好。沙參麥冬。飴糖南棗

沙參　麥冬　飴糖　南棗

案云。肺欲辛。過辛則正氣散失。音不能揚。色消吐涎

喉痺。是肺痿難治矣。倣內經氣味過辛。主以甘緩

嘔逆咳痰。肺氣不降。肺痿成矣。桃苡蘆根。佐絲瓜子。

桃仁　生苡仁　絲瓜子　鮮蘆根

此症多因汗下傷正。以致氣竭津亡而成。脈或數或

虛或大。必甚於右寸。其見症則色消不華。頻吐涎沫嗆咳。縱渴不喜多飲。甚則咽痛喉痺音啞。二便日少。總總皆是津枯液燥見症。治法當生胃津潤肺燥。補眞氣以通肺之小管。淸火熱以復肺之淸肅。故案中多主用仲景麥門冬湯治之。

遺精

附倣先生法

治驗案三段

吸短多遺。議攝下焦。呼出心肺吸入腎肝吸短多遺更當攝下芡連神藥。熟地桑螵。覆盆五味。方穩而超。陰虛陽動

大熟地三錢　建蓮米三錢　雲茯神三錢　芡實三錢

覆盆子一錢　桑螵蛸二錢　五味子一錢　山藥二錢

陰精走泄。陽失依附。坎陽不藏。爲熱上騖。熟地蓮貞龜淡菜護神藥。柏鹽陽潛陰固。

熟地　女貞　旱蓮草　山藥　青鹽

龜版　淡菜　柏子仁　茯神

案云此坎水中眞陽不藏。上冒爲熱。古人必以厚味塡之。介類潛之。乃從陰以引陽。與今人見熱投涼者不同。

陰氣久泄八脈皆傷濕熱再陷用豬苓湯（陰虛濕熱）

豬苓　茯苓　澤瀉　滑石　阿膠

案云夢遺病乃是陰氣走泄而濕熱二氣今又乘虛下陷久遺八脈皆傷議用通藥兼理陰氣

陰精走泄陽不內依欲寐即醒（心動震悸）精氣並醫桑螵蛸散菖遠刪之（心腎兼治）

龜版一兩　桑螵蛸三錢　人參一錢

當歸一錢　生龍骨三錢　茯神三錢

方即桑螵蛸散去菖蒲遠志

案云此乃氣因精奪當養精以固氣

遺精數年腎關不固桑螵蛸散服可除痼

人參　茯神　炙龜版　桑螵蛸鹽水炒

當歸　遠志　煆龍骨　石菖蒲鹽水炒

等分為末臨卧服二錢人參湯送下

精因氣奪養氣充精用妙香散先理無形

山藥一兩　人參五錢　黃芪五錢　桔梗一錢半

茯苓五錢　茯神五錢　遠志五錢　木香一錢半

麝香三分　辰砂一錢　為末麝香辰砂另研每服二錢

案云形壯脈小自述心力勞瘁食減遺精倣景岳精因氣而奪當養氣以充精理其無形以固有形用妙香散上二症用桑螵蛸散乃氣因精奪宜留心彼此參究

余窗友劉昆山年壯體豐每勤誦讀或作文過苦或遠遊太倦或偶任煩勞是夜必無夢遺精遺後每覺氣衝因而心悸或心微熱按其脈虛軟而重按則濇余遵先生此案治法用妙香散酌用金櫻膏為小丸每早服三錢淡鹽湯下服一料遺減加珍珠末二錢參改用一兩再服一料而痊　又友人范侯東參軍

亦體豐無夢而頻遺目時淚出脈或大或畧數而無力余用野山麗參三錢炒關沙苑二錢杭甘菊四分炒糯米三錢常煎代茶另用麗參切厚片飯面蒸熟隨意時嚼調養將一載而諸恙俱安此皆精因氣奪專以養氣獲效者

有夢頻遺血曾上溢陽動不藏血隨氣溢杞味地參龍茯藥膝

熟地　杞子　茯神　生龍骨

人參　五味　山藥　牛膝炭

案云頭面熱目下肉瞤心悸怔忡四末汗出兩足跗

腫常冷不溫走動數武卽吸短欲喘何一非少陰腎氣失納陽浮不肯潛伏之徵況多夢紛擾由精傷及神氣法當厚味塡精質重鎭神佐酸以收之甘以緩之勿因血以投涼莫見下寒輒進燥熱

腎虛精泄無夢無形人參因氣（因氣以攝精）鹿膠有情（取血肉有情調養）龍牡鎭攝地杞生精（熟地生腎水杞子生腎精）建蓮山藥佐使方成

人參一錢　生龍骨四錢　建蓮三錢　大熟地三錢炒

杞子三錢　生牡蠣四錢　山藥三錢　麋角膠一錢調服

游君作賓其長郎年三十六無夢遺精患將六載醫家偏訪藥概無靈亦斷想此病之愈矣作賓家近西樵偶入樵山訪友於友書案間得見余評琴書屋詩草醫畧因詩草始知余爲少日曾相往來者丙戌夏偕同人觴詠大通寺游君在焉而曾和余詩者也詩見詩草卷一因醫畧始知余兼涉於醫遂偕其郎買舟到羊城相訪余時適寓省垣吾友淩桂樵司馬府上因得覿面余五十後多鄉居判袂卅餘年非得詩證前因彼此安能認識杯茗叙別後漸漫溯其郎病源余按其脈浮

之虛而沉之濟。余曰腎關不固遺泄多年腎精腎氣未免俱傷矣。即據述體困倦懶舉動心常悸寐頻醒夢飄蕩實由精傷損及神氣耳。書謂氣因精奪當養精以固氣。余因將先生[illegible]八分錢與之。（原方無分錢）早飯前煎服臨睡時服桑螵蛸散一錢半吉林參曬圓肉雲茯神煎湯送下（桑螵蛸散見上三段）明早診。其郎曰昨服藥心甯神靜。一夜熟睡。即今早亦倍覺神氣清爽自起病服藥無有如此應者。從來未食參得無參之功乎。余曰氣因精奪。參亦當用。但須佐使得宜耳。今早脈氣頗清諒此法必合方既合不必更改仍守此法早服湯晚服散可也作賓偕其郎居省垣月餘祇守此法調養夢遺不作諸恙俱安欲鄉旋詢余曰歸後可仍做法服否余曰依法再調養半月倘仍無遺泄繼服余所擬丸方每早淡鹽湯服三錢方用麗參三兩熟地四兩杞子當歸五味芡實建蓮山藥茯神各一兩覆盆子遠志菖蒲知母各五錢黃連黃柏甜肉桂各一錢用龜膠鹿膠金櫻膏各一兩和蜜爲小丸後年餘接游君書稱此丸神效曾施治數人皆應

余製此丸本心腎兼治因名坎離固攝丹

淋濁 附倣先生法

治驗案二段

濕熱淋濁。濕熱下注先當分利萆薢淡竹。赤茯木通瞿麥扁蓄。金沙草梢。治之愈速。

萆薢 淡竹 瞿麥 海金沙

赤茯 木通 扁蓄 甘草梢

濁下痛。緩養陰。通腑。膠地瀉豬。丹梔草輔。濕熱

阿膠 豬苓 梔子 甘草梢

生地 澤瀉 丹皮

淋濁溺澀。短澀而痛先通陽氣。萆薢赤苓。烏藥益智琥珀末冲。煎兼遠志。下焦陽不流行

川萆薢三錢　台烏藥一錢　遠志肉四分製

赤茯苓三錢　益智仁五分　琥珀末五分冲服

心火下陷。陰失上承。溺濁不禁。畏心火之逼津液不爲之上承而爲之下走故不禁火腑苦應。苦入心心與小腸爲表裏而小腸火腑亦非苦不通地連柏遠。人參茯苓

人參　柏子仁　細生地

雲連　遠志肉　雲茯神

淋屬肝胆，濁屬心腎。此案濁症，故先生專從心腎治。

氣淋血淋，先生參從肝胆治。

氣閉成淋，蔞皮降堪，紫菀杷杏，梔苡鬱金。

瓜蔞皮　北杏仁　黑梔子　川鬱金

北紫菀　枇杷葉　生苡仁　降香末

血淋莖痛，導赤散工。本方加後四味 知柏赤茯，琥珀末冲。

生地　木通　淡竹葉　甘草梢

知母　黃柏　赤茯苓　琥珀末

瘀腐阻竅，虎杖散妙。今無虎杖，以杜牛膝代之 杜牛麝香，歸鬚桃要。

二黃桂枝韭汁沖膲。

杜牛膝一兩　歸鬚一錢　大黃五分　韭白汁一小杯調麝香沖服

桂枝梢五分　桃仁二錢　黃柏八分　麝香一分

官邑李文峯患淋濁數月一小便則痛楚不堪迭治罔效邀余診左關尺浮弦數而沉取則濇據述溺後多出稠濁或白而如膏或黃而如膿或時出小血塊而痛益甚夜半倘莖舉非小便而亦痛余參此脈症疑此中必有敗精濁瘀阻其竅道因倣先生此案治葉症案通瘀腐一法於本案中先後服方畧加減藥味分

錢合用一帖詈安二帖病濁減半加車前子一錢麝香改用二厘再服三帖而漸愈再與一方多服以防復患龜版五錢熟地三錢知母一錢鹽水炒黃柏四分四味大補陰丸黑芝蘇菟絲子各二錢石菖蒲茜草根各五分

淋閟脈沉脈沉濇無力淋閟屬肝胆俱多南陽法堪用朱南陽以濁攻濁之法韭甲鼠矢即兩頭尖歸茴楝侵

老韭白根一兩　當歸鬚二錢　炒山甲一錢研

川楝子肉一錢　小茴香五分　兩頭尖一百粒

血淋溺痛補濇皆非守補升補滋滯濇藥決不中病年高病久通潤方宜以不傷陰陽之通潤立方膠地貞珀母草豆皮

阿膠　女貞子　益母草

生地　黑豆皮　琥珀末

敗精阻竅淋濁治殊敗精宿於精關宿腐因溺强出鹿龜歸杞苓茴鮑魚奇脈病

鹿茸　當歸　小茴　鮑魚

龜版　杞子　茯苓

案云醫藥當從任督衝帶調理亦如女人之崩漏帶

下醫用分清飲地黃湯總不能走入奇經

濁起遺止從精濁治固補下焦不必分利龍骨魚膠覆盆熟地萸菟茯苓沙苑遠志

生龍骨一兩研水飛淨　沙苑一兩半　茯苓二兩

大熟地三兩九蒸曬　菟絲一兩半　遠志七錢

覆盆子一兩鹽水炒　萸肉一兩半　線魚膠三兩法丸

案云便濁精濁兩者迥殊據述素有夢遺濁發遺止則知精濁矣

南海梁介卿叔　家嚴典當中伴也攜其郎過余診

治據述兒年十九久患遺精亦迭患白濁濁約止一月漸覺夢遺遺將止一月漸起白濁遺精時醫與以收濇之品白濁時醫與以分利之劑迭治無功因停藥月餘未服現患白濁求君先愈之余診其脈右軟左濇知其久遺久濁精血必傷余曰古人治精濁謂分清飲八正散是治濁套藥與精濁一症無涉治此切勿分利水愈利而腎愈虛但當固補下焦秖合統治不必分治於是即遵先生此方法酌加分兩因其肌白脈軟中氣必虛再加吉林參一兩人乳拌透蒸晒作小

丸。調養介卿叔曰。丸必待數日方能作起。今欲將此丸方變作輕小湯劑。先服數帖如何。余曰可。於是每藥輕重各用十份之一。獨生龍骨茯苓二味酌用各四錢。魚膠改用阿膠一錢。同吉林參一錢另燉冲服。約服十帖。濁止。迨一月後遺亦斷跡。再服丸子二三料。諸恙俱安矣。

卷二終

評琴書屋葉案括要卷三

番禺潘名熊蘭坪纂　男　龍章雲臺　鸞章翅霓　校刊

汗

脈細自汗。下體怯冷。衛陽式微。於朮炙草。附子黃芪煨薑南棗。六味煎之。

綿黃芪三錢　熟於朮二錢　南棗肉三錢

熟附子七分　炙甘草五分　煨老薑一錢

勞傷營衛。汗熱相將。脈弦大身時熱汗出。經云勞者溫之最良。經云勞者温之。桂枝湯名桂芍生薑草棗補血湯名黃芪當歸加減二湯。

嫩黃芪三錢　桂枝木一錢　炙草五分　南棗肉三錢

當歸一錢半　白芍一錢半　煨薑一錢

陽虛汗泄。亦屬勞傷。朮芪防草。同補胃陽。

黃芪三錢　白朮二錢　防風六分　炙草五分

勞傷心神。氣泄爲汗。生脈四君。生脈散合四君子湯見於梅案

人參　麥冬　五味

於朮　茯苓　炙草

案云。案牘積勞。神困食減。五心汗出。非因實熱。乃火

與元氣勢不兩立。此即內經所謂少火生氣壯火食氣。氣泄爲熱爲汗。當治在無形。以實火宜淸。虛熱宜補耳。議用生脈四君子湯。

鎮攝汗止。參神芍美。草棗龍骨。送五味子。

人參另燉　雲茯神　生白芍

生龍骨　熟棗仁　炙甘草

煎藥送吞蒸熟北五味子三十粒。

案云陽明胃弱。致厥陰來乘。當丑時濈然汗出。少寐多夢。

脫 附倣先生法

治驗案一段

厥逆脈絶。陽微欲脫。人參附薑。胆汁冲啜。

人參　淡附子　淡乾薑　豬胆汁冲服

服藥後。脈微續者生。暴出者死。

案云四肢冷汗。氣喘。胸腹脹悶。都是陽微欲脫。脈絶厥逆。勉與通脈四逆湯回陽驅陰以挽之。

絡血洞下。昏亂無神。子丑防脫。陰陽離根。參芪朮附。五味相因。

人參　黄芪　於朮　附子　五味

案云絡血洞下昏亂無神脈診三五參差陰陽已屬離根恐壞於子丑二時眞氣不相維續勉用大封固一法　先生云大封固者參附固守腎氣朮附固守脾氣芪附固守衛氣也佐五味又欲固攝其陰陽無陰無以附也

陽飛欲脫油汗神昏參附童便接續眞元

熟川附子　人參　童便沖服

案云遺尿目瞑口開面亮汗油陽飛欲脫無藥力可

挽擬參附湯法加入童便圖元眞接續耳。又云子丑爲陰陽交界時正不相續復現脫象用兩攝陰陽方用參附湯加五味子 又云陽回汗止神醒無如陰液欲涸心熱渴飲轉救胃汁方用人參麥冬五味茯神建蓮 昏躁妄言神氣消索陰陽不交五液枯寂故 脫象欲作三才湯加磁硃金箔。

人參一錢　天冬一錢半　硃砂二分冲

熟地五錢　磁石五錢煆飛　金箔三張研冲

案云議三才湯以滋水源加磁石硃砂金箔以甯神

志。

神迷囈語。陰陽相離。脈大不斂。欲脫之機。參神小麥。阿膠炒之。龍骨牡蠣。鎮固相宜。

人參一錢　清阿膠三錢　生龍骨五錢

茯神三錢　小麥仁五錢　生牡蠣五錢

案云救陰無速效。急急鎮固陰陽。冀其甦息

余治陰竭症欲救陰以維陽。多用此二方法。因竊加人分錢上方。或獨煎三才。用磁硃丸錢零。同金箔研勻沖服。真阿膠不必炒。用錢零同參另燉沖服

固陽攝陰附子人參龍牡五味暴脫治堪

土木人參一錢　生龍骨五錢　五味子一錢

熟川附子四錢　生牡蠣五錢

此方列中風案中但脫症最險要不嫌重複使學醫者觸目留心

羊城河南徐耕南少尹親邀診其堂叔據述叔年六十因納妾竒補養近日酷暑天氣亦連日食酒燉雞芪燉綿羊加以參茸補酒偶外遊身即發熱醫謂外感暑熱內伏熱滯頻進大劑苦寒服之無功反增

胸脘脹悶呃逆嘔惡。叔家人不明。仍信熱滯之論。余因求君診之。余隨之往診。按其脈浮虛無神。重按無有。余曰。氣虛中寒。大非熱症。家人訝余言曰。食燥熱起病。何致寒中。余曰。寒藥便能寒中。又曰。病起身熱。余曰。身熱豈必服苦寒。據述感暑起病。凡虛人感暑初病。與以清暑益氣。或補中益氣。一服熱或解矣。又曰。中寒身應冷。何故反熱。（此一問却妙古人有陽虛生外寒說）余曰。臟腑一派陰寒。拒陽於外。而眞陽無所歸。此所謂重陰則熱也。故症行周身寒冷。而偏服苦寒藥者。陽盛隔陰是也周身熱熾而反服燥熱藥者陰盛隔陽是也余見其家人不甚見信欲辭去耕南苦留擬方余曰惡悶呃逆脫樣顯然恐非余藥力所能挽交戌亥陰盛時臟陰益肆余深慮其肢冷汗泄而陽脫矣家人聞余言始懼亦誠求訂方余即將先生此方加入分錢與之原方無分錢家人畏人參余因以北麗參五錢代之苦留余宿余因止於耕南之家初交申復邀診謂漸覺肢冷神昏余曰午後便屬陰分即慮其汗泄脫矣藥已服否曰藥剛煎就求先生再診服之余診其

脈漸散余曰脈散四肢冷亡陽汗至矣宜冲入童便一杯急進服以挽之藥將服汗已漸泄服後數刻汗漸止神漸清病者再索藥飲謂服此藥脹悶已無胸腹暢甚。久服苦寒乍進溫熱中寒者胸腹安得不暢快余仍遵先生方附子改用五錢麗參仍用五錢另燉土木參一錢冲服余曰戌亥至陰之時今四肢尚冷仍慮其復脫當速煎服之交戌再進飲手足漸溫旋卽熟睡明早診脈漸有根柢但口微渴思飲轉方議兼顧陽明胃陰土木參附子麥冬木瓜各一錢北麗參建蓮肉南棗肉各三錢茯神一錢半。三帖諸恙畧安。後將芪朮歸杞等叅入加減而獲愈。

先生於脫症治法。回陽中必佐陰藥。攝陰內必兼顧陽氣。卽此五症方法。足知其要旨。

凡陽脫於上。陰脫於下。陽脫如中風眩暈嘔吐喘衂。汗多亡陽之類是也。陰脫如瀉利崩漏胎產下多亡陰之類是也。內閉外脫。如痧脹乾霍亂痞脹痙厥神昏不醒。臟腑窒塞之類是也。至難經謂脫陰者目盲。脫陽者見鬼。脫而至此。治亦難矣。醫者須為預防也。

脾胃

胃虛少納。土不生金。音低氣餒。調養胃陰。沙參玉竹冬豆桑甘。胃陰虛

生扁豆一兩不研　白沙參三錢　鮮桑葉二錢

大麥冬三錢連心　明玉竹二錢　細甘草四分

余治溫邪暑熱。或吐血。或一切燥熱症。因熱傷肺胃津致病後納食少者。用先生此方法。必應渴者多煎代茶。用南棗肉四錢代甘草。雪梨乾亦佳。

九竅不和。都屬胃病。不食不飢。甘涼乃應。冬芍草麻蔗漿相稱。

大麥冬一錢　火麻仁二錢　小甘草五分水炙黑

生白芍二錢　臨服冲入青甘蔗漿一杯

案云胃爲陽土。喜柔潤。惡剛燥。四君異功等竟是治脾之藥。脾爲陰土喜燥惡潤胃宜通。卽是補。甘涼濡潤。胃氣下行則有效驗

口渴有痰。脈數胃陰未足。冬豆沙參粳米草斛。肺胃陰虛

炒麥冬　生扁豆　金釵斛

北沙參　白粳米　生甘草

知飢少納。胃陰有傷。麥冬、桑葉、神斛蔗漿。

大金斛　大麥冬　生桑葉

雲茯神　臨服冲甘蔗漿一杯

能食少運。溫通脾陽。苓朮益附。蓽撥乾薑脾陽虛

生白朮一錢半　結雲苓三錢　乾薑一錢

淡川附子一錢　益智仁一錢　蓽撥一錢

上一症。脾陽不病。故知飢。胃陰有傷。故少納。此一症。胃陰不病。故能食。脾陽有病。故少運。蓋納食主於胃。

運化主於脾也。胃病先生主養陰。脾病先生主扶陽。太陰濕土得陽始運。陽明陽土得陰自安也。相因選錄。此症在下治脾案中選上使學者知一脾一胃。一陰一陽。治法迥別。李東垣善治脾而畧治胃。若葉先生可謂盡善矣。

胃陽受傷。溫通腑陽。參苓陳益荷米炒香。胃陽虛

人參　益智仁　炒荷葉

茯苓　老陳皮　炒粳米

案云腑病以通爲補。若與守中謂朮草等必致壅逆。

胃陽已虛。食入安化。苓朮樸陳益砂仁夏。

生白朮　益智仁　川厚樸　法夏麯

雲茯苓　春砂仁　老陳皮

食難用飽。臍上過寸有聚氣橫束每三四日一更衣淸陽失司。脈右濡蔞薤半夏。菖蒲桂枝。

乾薤白　瓜蔞汁　生薑汁

製半夏　桂枝木　鮮菖蒲

方乃括蔞薤白半夏湯加桂枝菖蒲薑汁。

案云九竅不和都屬胃病上脘部位為氣分淸陽失

司倣仲景微通陽氣爲法。

口淡無味。胃陽憊矣。自汗脈濡。參苓附子乾薑棗煎服之病起。

人參　茯苓　附子　乾薑　南棗

素有痰飲。陽氣必微。食已欲瀉。升降治之。參朮瓜益羌防草皮（脾胃陽虛）

人參　木瓜　羌活　陳皮

白朮　益智　防風　炙草

脾陽不運。（食下瞋脹）胃腑不通。（大便不爽）疏脾降胃。升降法工叙

斛樸實苦參陳同苓皮麯麥。治濕有功。濕傷脾胃

大金斛三錢　苦參一錢　陳皮一錢　茯苓皮三錢

神麯一錢半　厚樸一錢　枳實一錢　麥芽一錢半

痛納食安。病在脾絡。因飢餓而得。當歸建中湯取甘緩藥。痛傷

當歸　桂枝　大棗　飴糖

白芍　炙草　生薑

附倣先生法

木乘土

治驗案三段

夜嘔水痰。子夜清水泛溢由少腹湧起胃脘痺痛。脈弦吳楝桂苓。良薑

延共肝厥胃痛

淡吳萸五分　川楝子一錢　結雲苓五錢

桂枝木五分　延胡索一錢　高良薑一錢

脈弦少寐。氣自左升。牡蠣川楝。瀉橘雲苓。

生左牡蠣五錢　雲苓三錢　澤瀉一錢

川楝子肉一錢　化洲橘紅一錢半鹽水泡

省垣伍柳汀邀余診其嫂。據述嫂久寡居。善鬱怒。每

怒則病作。現苦頻嘔。胸脘痛。口微渴。頭微疼。身時熱。

未知外感風寒否余診其脈兩關俱弦右寸浮數余
曰左診人迎不浮必非外感此因怒動肝肝陽上升
繞胃犯膈冲心所致風陽上升絡竅阻塞頭亦慣痛
暈風陽內擾營衛不和身亦慣寒熱治法祇宜和胃
泄肝余用金釵斛雲茯苓各三錢製半夏枳實白芍
各一錢雲連生薑各三分烏梅肉七分桔餅皮四錢
余製此方既效因名爲和胃泄肝飲早晚各進一帖卽安其嫂曰我慣
患是病醫無有能愈之者亦姑聽其自愈已今先生
爲我一方而愈倘患是病可依方服否余曰可或暑

加減耳。因此有病多求余治。一次余適旋鄉遲之乃診。柳汀曰我嫂此番患胸痞不食。惡心乾嘔腹脇脹痛。身時寒熱。與舊病樣稍異。因未敢依舊方服。曾延醫治。醫謂少陽症用小柴胡湯服之。而諸恙益增。余診其脈弦而長。余曰亦肝經舊病。此番是木乘土位。余鈔葉先生一方。進諒亦一服可安。於是用先生此方分錢畧加減。川楝改用一錢半。橘紅改用五分。加製半夏生白芍各一錢。桂枝梢生薑片烏梅肉蜜炙各五分。果一服即愈。

心煩噫痛痰氣未平肝木犯胃諸氣痺阻枳橘薑桔竹茹夏苓

炒竹茹一錢　茯苓二錢　枳實一錢　生薑三分

製半夏一錢　橘紅一錢　桔梗八分

方即溫胆湯去甘草加桔梗

不飢不渴。土破木乘木瓜烏梅二麥參苓。

人參　炒麥冬　舊木瓜

茯苓　大麥仁　烏梅肉

案云凡醒胃必先制肝而治胃與治脾迥別古稱胃氣以下行為順。區區朮草之守升柴之升竟是脾藥。

所以鮮克奏效
泄木補土六君加好釵斛丹桑生薑南棗
人參一錢半　茯苓二錢　製半夏一錢　甘草五分
白朮一錢半　陳皮一錢　冬桑葉一錢　丹皮一錢
大金斛三錢　生薑一錢　南棗肉二錢
案云脈弱陽虛體質由鬱勃內動少陽木火木犯太
陰脾土遂致寢食不適法當補土泄木
心熱欲嘔畏食脈弦蠣梅楝芍桂枝川連
川黃連　桂枝木　生牡蠣

川楝子　生白芍　烏梅肉

案云、肝陽上乘胃口。陽明脈絡不宜。身體掣痛。當兩和其陽。酸苦泄熱。少佐微辛。既云少佐微辛。桂枝必僅用三四分。是又兼內經所謂苦與辛合能降能通一法矣

治肝不應。當取陽明木乘土位以致胃衰嬾食脘痞肉瞤兩踝臂肘常冷附子粳米瓜夏參苓。

人參二錢　淡附子七分　製半夏三錢加薑汁炒

茯苓三錢　白粳米五錢　陳木瓜二錢

案云、胃虛益氣而用人參。非半夏之辛。茯苓之淡。非

通劑宜少少用附子以理胃陽。粳米以理胃陰。得通補兩和陰陽之義。木瓜之酸救胃汁以制肝。兼和半夏附子之剛。復此大半夏與附子粳米湯合方。

麻痺聾啞。尺弱寸強。肝風犯胃。食減口味淡微汗 益胃和陽。參苓陳夏梅芍連薑。

人參一錢 半夏一錢半炒 生白芍一錢 小川連二分
茯苓三錢 陳皮白一錢 烏梅肉七分 淡生薑二分

案云此厥陰之陽化風。乘陽明上犯。蒙昧清空。法當和陽益胃治之。 又云此厥陰陽明藥也。胃腑以通

爲補故主以大半夏湯熱壅於上故少佐黃連以瀉心肝爲剛臟參入白芍烏梅以柔之也

此方於所列症施治固屬各當而分錢輕重亦妙能家慈大人形瘦液枯年六旬後中氣亦餒每靜坐談笑則諸恙俱安倘涉煩勞則厥陽升舉其見症頗如案中所列更覺唇腫（脾胃脈環唇木乘土位故）口苦心熱能用先生此方分錢不改參用麗參間或減去陳皮加釵斛麥冬各錢零必效　又堂叔祖母之妹章姨太偶因煩勞動怒頻嘔渴飲飲多而嘔更頻嘔多自覺麻痺

眩暈微汗。診其脈弦。此亦肝陽上升乘胃犯膈。亦用先生此方悉依分錢。加入生牡蠣五錢、金釵斛三錢同煎。白糖二錢調服。一帖即安。此外用先生方奏效有難盡述者。

經水不來。腹中微痛。胃絡亦虛。脇右蠕動。參苓歸茴蔚附杜仲。

人參一錢　當歸二錢　茺蔚子二錢　製香附一錢醋炒　加茯苓二錢　小茴一錢　生杜仲二錢

案云經水不至。腹中微痛。右脇蠕蠕而動。皆陽明脈

絡空虛衝任無貯當與通補八脈同上一案皆女客朱氏症

脘痛不食益胃制肝參苓梅芍橘伽服安

人參一錢另燉冲服　炒焦白芍半一錢　伽南香汁五小匙冲服

茯苓五錢甘淡益胃　炒烏梅三分酸泄肝陽　化橘紅五分宜通緩痛

案云動怒而起是肝厥犯脾胃議進制肝木益胃土

一法

胃弱痰多左頰亦赤腑補宜通胃腑以通爲補肝陽宜熄佐泄少陽

參苓棗薑夏鈎桑適

人參　炒半夏　雙鈎藤　冬桑葉

茯苓　煨老薑　南棗肉

附錄華岫雲引述木乘土見症

肝爲風木之臟又爲將軍之官其性急而動故肝臟之病較之他臟更多而於婦女爲尤甚木病必犯土是侮其所勝也本臟現症仲景師云厥陰之爲病消渴氣上撞心心中疼熱飢不欲食食則吐蚘下之利不止　凡肝木之乘土位其脈必弦脇或脹或疼或偏寒偏熱或先厥後熱若一犯胃則惡心乾嘔脘痞不食吐酸水涎沫一尅脾則腹脹便或溏或不爽肢

冷肌麻。

腫脹

附倣先生法

治驗案三段

食下䐜脹。舌黃。當治脾陽。朮苓陳樸附木瓜。艮脾陽虛

生白朮一錢半　熟附子七分　陳皮一錢

雲茯苓三錢切塊　川木瓜五分　厚樸一錢

本草云白朮厚樸能治虛脹。故先生案中多並用此方六味。先生治腫脹用之極多。

吾友應晁卿廣文夫人夏季患足腫過膝。手面腹脇

皆脹滿舌白惡飲不食不飢脈得浮之微而沉之弱此三焦之陽氣虛衰而濕濁之陰邪肆逆姑先肅上焦淸氣令氣機轉旋冀知飢而進食方議吉林參二錢雲茯苓四錢北紫菀澤蘭葉各三錢炒香陳皮炒乾荷葉春砂仁連殼炒研各一錢半煎好調入波蔻仁末五分二帖面浮脹減略知飢再方議兼扶中焦中陽以掃羣陰而驅脹滿吉林參三錢雲茯苓五錢泡淡乾薑炒香陳皮生益智仁各一錢半製半夏川加皮各三錢木瓜一錢二帖頗思納穀再加桂枝一

錢又服二帖胃漸醒可進飲食面手腹脇脹滿消其
八九。觀舌不白無寒冷色矣轉方擬温煦脾腎之陽
以扳下焦陰濁而療足腫吉林參四錢生牡蠣用小塊同參先煎雲茯苓各五錢川附子四錢附子炭熟製附子各半同秤正
茅朮二錢生於朮澤瀉各一錢半川椒目七分余時
往南邑遠診囑其連方多服每日必須服一帖後始
知守此方連服十餘帖而安惟飲食稍不慎臍上下
仍覺微脹實議用先生此方並遵此輕劑分錢獨去
厚樸加入春砂仁一錢連殼炒研同煎守先生此方

法多脹而獲全愈

脈弦脹滿溫通脾陽食入不運便泄不爽皮用苓腹青陳相將草果椒目豬樸方良

茯苓皮三錢　青皮一錢　豬苓一錢半　草果仁一錢

大腹皮三錢　陳皮一錢　厚樸一錢半　川椒目五分

腹臾而膨便不爽利腑陽不行雲苓益智樸陳穀芽砂殼方備脾胃陽虛

結雲苓　陳皮　生穀芽

生益智　厚樸　砂仁殼

陰氣用事。腹脹腸鳴。泄瀉午後。暮夜更甚。參附薑菟蘆巴雲苓。腎胃陽虛

人參一錢半　菟絲子三錢　胡蘆巴一錢

淡附子一錢　淡乾薑八分　雲茯苓三錢

脾腎虛寒。日瀉數次。參附菟絲苓朮益智。脾腎陽虛

人參隨用　雲茯苓五錢　熟附子二錢

於朮二錢　益智仁二錢　菟絲子三錢

案云腹滿小便不利。乃脹病之根。當益火生土。案中本案上一案云愈瀉愈脹。豈是實症。

南邑吉水鄉宗兄德符光祿。年六十三。以久恙邀診。據述生平嗜酒肉厚味。（傷脾）今春清明頻於山行。（筋骨勞則傷肝腎）初病四肢倦。胃日減。時或嘔吐。繼而漸頻。（土虛木必侮肝。既犯胃則胃不降而嘔逆）交夏季。腹中四肢漸浮腫。腿足尤甚。腎囊亦脹大。溺短而濇。（火衰膀胱之氣自不化）羣醫迭治無功。入秋更苦。睡難着枕。臥則氣撑至咽。起坐稍久復噯氣乾嘔。胸脘不舒。近每食必嘔。（厥濁上攻犯胃衝脘）余診其脈左弦勁。（濁陰盛）按之弱。（正氣虛）右手倍腫。脈象模糊難辨矣。余曰。此飲食不節而傷脾。房事不節而傷腎。脾腎之陽兩傷陽而微濁斯踞矣夫濁陰既盤踞而不肯降清陽愈下陷而不能升升降職失則轉旋機鈍幻症百出實由於此愚見主先鎮肝逆佐以開降手太陰肺俾得安寢能食然後再議維陽氣以禦陰邪方用生石决明一兩（搗碎先煎）覆花雲苓各四錢赭石半夏各三錢兜鈴蔻仁各八分一帖安睡二帖衝氣減過半惟噯氣乾嘔仍起坐難免再診方生牡蠣（用塊先煎）雲茯苓各四錢覆花赭石半夏各三錢砂仁澤瀉淡吳萸各一錢半另燉野山麗參四錢冲服三帖嘔止能

食。但食後仍噫嗳不已。胸膈不舒。復將本方去吳萸牡蠣澤瀉。加炒陳皮一錢。同煎調入蔻仁末三分。丁香末一分服。又三帖。胸脘舒。噫嗳除。轉方用扶清陽驅濁陰。以理腫脹。先服腎氣丸三錢。繼進湯藥。生牡蠣五錢。熟附子。雲茯苓各四錢。桂枝生薑澤瀉各一錢半。用茯苓皮一兩。大腹皮川加皮各五錢。煎湯代水。晚下燉北麗參五錢服。間或配入土木參六七分同燉。一一依法調治五日。頭面手脹漸消。腹脹亦減再方去生薑。加炮薑二錢。煎。肉桂六分泡藥水服。仍

守燉參法又調治三日腎囊漸小足腫微退夜間忽
嘔吐黑水血塊痰瘀數碗明日診仍服舊方炮薑改
用四錢樸硝一錢拌水煮乾是晚復瀉下血塊黑水早診腎囊
頓消小溲亦利凝痰濁瘀既去清氣便得轉旋左脉漸緩右畧有神
方又轉議二妙散與牡蠣澤瀉散合方加減以專治
足腫生牡蠣八錢北麗參川附子各四錢茅朮於朮
澤瀉各二錢鹽水炒黃柏八分肉桂六分每日仍先
吞腎氣丸三錢然後進湯藥五帖脚腫減過半漸可
行動余因旋里訂下丸湯二法以便自爲調理每日

早飯前用淡鹽湯送下加減腎氣丸三四錢。以收攝腎眞。溫通腎陽。方用茅朮熟地各四兩。附子蘆巴杜仲牛膝車前澤瀉雲苓黑芝蔴各一兩。肉桂黃柏木瓜各八錢。細辛二錢。蜜小丸。（同道友用此丸治足腫亦多效因稱余方爲潘氏加減腎氣丸）復將先生此方加入分錢。每日飯後進一帖以轉旋脾胃。方中參隨用。（土朮約一錢北麗參約四五錢）更議加入乾薑八分。助白朮益智以醒動脾陽。蘆巴一錢。助附子菟絲以溫通腎臟。守此二法調治月餘。而諸恙漸瘳（愈後快意事多酧神宴壽其郎復新進邑庠正所謂座上客常滿尊中酒不空酒肉連綿厚味亦從）

此不節迨交春復發再邀診余適不暇往更醫亂藥雜投病遂不起惜哉

周身寒凜。四肢微冷不食吐涎。脈形小弱參苓薑附吳萸黃連肝犯胃陽虛

人參　熟附子　吳萸

茯苓　川乾薑　川連

案云皆胃中無陽濁上僭踞而爲䐜脹所謂食不得入是無火也用鎮肝逆理胃虛方法

少腹單脹便通稍舒二便通利稍舒顯是腑陽窒痺濁陰凝結所致五苓散加椒目濕濁堪除

白朮　茯苓　澤瀉

桂枝　豬苓　椒目

案云當開太陽前法專治脾陽宜乎不應

腫自下起脹及心胸濕熱蓄水橫漬經隧氣機閉塞呻吟喘急金沙赤豆苓

柏辛蓪

海金沙五錢　赤豆皮一錢半　白蓪草一錢半

北細辛一分　黃柏皮一錢半　木豬苓三錢

案云濕本陰邪下焦先受醫用桂附芪朮邪蘊化熱

充斥三焦以致日加凶危也

面腫及腹清上爲先初因邪干陽位致氣壅不通二便皆少滑石蒲草苓皮杷鮮杏苡梔豉急火以煎

川滑石一錢半　茯苓皮三錢　淡豆豉一錢半

鮮枇杷葉三錢　生苡仁三錢　北杏仁十粒

黑山梔皮一錢　白通草一錢　急火煎五分服

案云腑病背脹臟病腹脹其濕邪佈散三焦致肺氣不降姑以清肅上焦爲先經云從上之下者治其上又云從上之下而甚於下者必先治其上而後治其下　又方論云此手太陰肺藥也肺氣窒塞當降不

降杏仁微苦能降滑石甘涼滲濕解熱苡仁通草淡而滲氣分杷葉辛涼能開肺氣茯苓用皮謂諸皮皆涼梔豉宣其陳腐鬱結凡此氣味俱薄爲上焦藥倣徐之才輕可去實之義

暴腫氣急肺竅不通外邪壅肺氣分不通小便澀少經隧宜通麻黃蜜炙苑杏前同皮陳薑茯牛蒡均從

麻黃蜜炙　紫菀　北杏　前胡

茯苓皮　陳皮　薑皮　牛蒡

痛瀉脹滿濕熱壅絡腑陽不通腹連少腹三陰俱已受傷於朮二苓澤瀉

椒目

木豬苓三錢　生於朮一錢　椒目五分

雲茯苓三錢　澤瀉一錢半

單鼓脹形初起少腹濁陰起於少腹漸至盤踞中宮治主護陽兼之瀉

濁參附薑苓澤瀉椒目

人參　淡附子　澤瀉

茯苓　川乾薑　椒目

初服方有豬苓椒目而無人參茯苓案云欲驅陰濁

急急通陽此乃再服方有人參茯苓而無豬苓椒目

加入作韻耳既云泄濁椒目亦可用案云通太陽之裏驅其濁陰已得脹減再議護陽兼以瀉濁法

納食脹甚二便不常或通或閉運脾通胃乾薑大黃樸實桂芍緩攻法良

熟大黃一錢　桂枝木一錢　厚樸一錢

淡乾薑一錢　白芍一錢半　枳實一錢

案云考古人於脹症以分清氣血爲主止痛務在宣通要之攻下皆爲通腑溫補乃護陽以宣通今者單

單腹脹當以脾胃爲病藪太陰不運陽明愈鈍議以

緩攻一法

刼飲逐水脹轉方良。即上一症轉方 通腑厚樸益智 泄濕。牡蠣澤瀉 化氣茯苓 通陽桂枝 朮苓桂樸瀉蠣智勳。

生於朮三錢　桂枝木四分　生牡蠣四錢　生益智四分

雲茯苓三錢　炒厚樸一錢　炒澤瀉一錢

午後食遠服朝服小溫中丸五十粒開水送小溫中丸方見葉氏醫案集方用生於朮雲苓陳皮煎湯一小杯服丸後飲此湯以壓之

案云脈數實惡水午後手足畏冷陽明中虛水氣聚

而爲飲也以苓桂朮甘湯刦飲牡蠣澤瀉散止遺逐

水

腹大臍突足冷面黄黄白削瘦無神曾經攻下下必傷陰脹滿如常

濁陰錮閉症現陽傷藥須溫熱瀉濁通陽車前椒目小

茴附薑

生附子　炒小茴　車前子

炒乾薑　川椒目

大便屢通脹勢仍重陽氣愈傷陰濁益壅真武芍刪湯名

椒瀉六種法進通陽陰霾無恐

生白朮三錢　熟川附子三錢　椒目八分
雲茯苓四錢　生老薑片四錢　澤瀉一錢
南海李熾彥世伯　家嚴典當中故交也素患痰飲喘嗽長居省垣有事則鄉旋數日其喘嗽余每遵仲景師外飲治脾內飲治腎法用腎氣眞武或桂苓朮甘桂苓甘味獲效偶鄉旋忽患小便短少延村醫治之醫不計高年久嗽肺氣無有不虛痰飲久盤脾陽無有不弱肺虛脾弱卽不能通調水道矣而竟以分利之劑悞進分利則愈傷其陽氣不但小便不能通調且增足

浮腫。腹脹滿。舊日之痰喘亦復發。遂即返省邀余診治。脈得右浮大而虛。左沉弦而弱。余即用先生此方加入分錢進。原方無分錢還本真武法加白芍一錢半以和肝而泄飲邪。服二帖。脹滿減。痰喘平。去白芍加土木人參一錢。另燉沖服。進二帖。小便稍利。胃漸醒。諸恙俱畧安。獨兩足浮腫未退。余曰。據世伯平素中陽虛餒之質。其足浮腫未退者。實脾虛而氣下陷也。即腹脹滿亦屬脾虛作痞。小便短少亦屬脾虛不能生肺金。肺金不能生腎水。前診訂下補中益氣倍參朮重佐附子之小丸宜每日早飯後晚飯前各服二錢佐以温益其中氣。昨服加參去芍湯方。議再去生薑。加蘆巴茅朮各一錢半。黄柏鹽水浸一宿炒黑七分同煎。邊肉桂六分。泡藥水服。亦每日清晨空心服一劑。令復下焦真陽以拔濁陰。此法不徒治滿治腫。兼有泄平日宿飲功能。果守此法調治月餘。而諸恙漸瘳。

卷三終

番禺潘名熊蘭坪纂　男　龍章雲臺 鸞章翅霓 校刊

積聚

脇突有形。右脇按之不痛。此屬痞瘕。蛤粉合用蔞橘梔薑

芥鬱夏共。痰凝脈絡

眞蛤粉　製半夏　黑梔皮　化橘紅

白芥子　瓜蔞皮　老薑皮　川鬱金

着而不移。陰邪聚絡。桂核韭同歸鬚胡索。血絡凝痺

當歸鬚　延胡索　老韭白

官肉桂　陳橘核

伏梁在絡脈數而堅。分消氣血。桃仁炒研。鬱茺實樸。通草苓煎伏梁

桃仁三錢炒研　鬱金一錢　枳實七分　通草五分

茺蔚子一錢　茯苓三錢　厚樸一錢

痞

附倣先生法

治驗案一段

胸脇痺痞經脈病耳。無關藏府。鈎蒺橘桑。蔻鬱合以。氣閉七熱

鈎藤　白蒺藜　川鬱金

桑葉　白蔻仁　化橘紅

痞悶宜通陽氣宜固枳橘連薑夏苓參護濕熱傷胃

正川連　炒半夏　人參　枳實

生薑汁　雲茯苓　橘紅

案云濕熱非苦辛寒不解體豐陽氣不足論體攻病爲是胸中痞悶不食議治在胃

舌白脘痛嘔惡腸鳴良薑夏橘藿藥香并

炒半夏三錢　高良薑一錢　製香附一錢半

化橘紅一錢　台烏藥一錢　藿香葉一錢

案云此濕熱阻氣分胃痺成痛是不通之象

中脘不爽肢冷脈沉夏苓草果薑附人參中陽不運

人參七分　熟川附子七分　淡乾薑一錢

茯苓三錢　炒半夏一錢半　草果仁八分

脘痞不食氣短目垂參苓半夏伽楠同醫

人參　茯苓　炒半夏　伽楠香磨汁沖服

案云太陰脾陽不運氣滯痰阻擬用大半夏湯

舌白脘悶中陽不宣中焦陽氣不運夏苓陳樸草果藿全

製半夏　炒陳皮　雲茯苓

草果仁　川厚樸　藿香梗

胃寒中痞涎吐不止。薑橘夏苓吳萸楝子。

雲茯苓　橘紅　泡淡吳萸

製半夏　乾薑　川楝子肉

口乾痰上脘痞不飢。肺氣不降痺阻。因之杷杏梔豉茹鬱蔞皮。

枇杷葉　山梔子　瓜蔞皮　竹茹薑汁炒

北杏仁　淡豆豉　川鬱金

食進頗逸。胸覺不堪。未得清曠。辛潤理氣。勿燥傷陰。杷杏梔豉蔞橘鬱金。

枇杷葉　黑梔子　橘紅　瓜蔞皮

大杏仁　香豆豉　鬱金　晨服五劑後接服桑麻丸。

勞傷胃痛。必是陽傷。芩連枳夏。乾生二薑。寒熱客邪互結

川連薑汁炒　枳實　淡乾薑

黃芩水泡淡　半夏　生薑汁

案云心下堅實按之痛。舌白煩渴。二便濇少。喘急不

得進食從痞結論治
上熱下寒脘中故結芩連枳寒薑附參熱温凊既殊煎法亦別
黃芩 川連 枳實 右三味入滾水中煮五十沸即濾
人參 附子 乾薑 上三味煎濃汁一杯和入前藥服
案云古人用麻沸湯煑涼藥以解上濃煎温補以治下使陽氣不脫鬱熱自罷今倣之
鳳浦馮丹林翁之長子兩生新娶兩月忽患胸脘結痛不能飲食下咽即吐兩頰赤咽乾腹以上喜涼臍

以下畏冷醫謂其新娶夾色進以苦寒悶吐不納更
醫謂脈無力轉用參芪建中亦不納邀余診兩寸畧
浮數兩尺沉弦而遲知其胸中有熱而丹田有寒上
下格拒而結痛遵先生此方並煎法六味各用一錢
加瓜蔞仁蔞皮各一錢半與芩連枳實同煎冲入生
薑汁二匙服服之納下稍安晚下依法再服一帖可
進飲食而漸愈一月後苦大便結旬日不更衣自服
清甯丸二錢不便再服三錢亦不便增中臍冷痛大黃
之寒氣逼腎經脘悶寒氣冲膈復延余診寸關不應指尺沉候應

指而蹇滯丹林曰脉寸關不見若何余曰無妨此有形之垢物阻壓氣機而脉不行亦沉寒之藥性凝濇經絡而脉不出耳按尺脉沉遲蹇滯可據溫潤下之去其壅塞而脉自出矣仍將先生方去芩連加入當歸八錢用朴硝三錢化水拌煮乾薑附枳實各用一錢人參改用麗參三錢一服便通而愈

噎膈反胃

不食不便氣衝湧涎症成關格進退黃連用進退黃連湯夏苓

芍附。二薑參連。

川連　乾薑　附子　茯苓

人參　薑汁　半夏　白芍

此症多因血枯氣衰而成。香燥消濇藥久在禁例。案中亦間用辛熱。先生必諦審其爲陽微濁踞者方用之耳。

清陽日結。便食俱難。陰液漸涸。桂連薑汁杏夏苓餐。

桂枝　半夏　北杏

川連　薑汁　茯苓

陰枯陽結。積勞使然。大半夏陽。加薑汁連。

半夏　人參　白蜜　薑汁　黃連

案云此病乃積勞傷陽。古稱噎膈反胃。都因陰枯而陽結也。交早咽燥。晝日溺少。五液告涸。難任剛燥陽藥。

胃汁肝陰枯槁不振。消渴不已廢食不便噎膈已成。柔潤當進。參芍梅柔。案云參合烏梅白芍柔肝膠地冬潤。

人參　大生地　烏梅肉

阿膠　大麥冬　生白芍

案云肝陰胃汁已竭。難任燥藥。胃屬陽土。宜涼宜潤。肝為剛臟。宜柔則和。酸甘兩濟其陰。

陽明汁乾。隔食不入。南杏。二冬。川貝。芍。合胡麻。柿霜。玉竹。梨汁。

梨汁　玉竹　天冬　川貝　白芍

柿霜　南杏　麥冬　三角胡麻

三陽燔燥。胃汁受傷。操持太過身中三陽燔燥爍津地冬、蘇柏麻杏松槳。煩勞陽亢肺胃津枯

南甜杏汁　麥冬汁　柏子汁、

黑芝蔴汁　生地汁　蘇子汁

松子仁漿　水浸布絞汁濾清燉自然膏

余法先生此方改用五藥煎濃汁去渣加南杏黑蔴細末和白蜜收膏

案云老年氣血漸衰必得大便數日通爽然後脘中納食無阻此胃汁漸枯已少胃氣下行之旨噎症萌矣

食下欲噎咳逆痰多杷杏梔豉蔞鬱同料　肺胃氣不降

鮮杷葉　枇杏仁　山梔子

瓜蔞皮　川鬱金　淡豆豉

凡病在上焦此六味藥先生案中最多用

脈濡反胃胃陽已傷吴萸理中粳米炒香

淡吴萸　人參　炙甘草

川乾薑　白朮　炒粳米

案云脈濡緩無力中年胸脇時痛繼以早食晚吐此屬反胃乃胃中無陽濁陰腐壅

朝食暮吐大便不通痰瘀爲患初因勞傷胃痛痰瘀有形之阻病在下中黄桃夏枳韭白汁冲陽衰脘痺血瘀

製大黄　桃仁　韭白汁
製半夏　枳實
脈緩關弦右關知飢惡食食嘔肢浮溏便少溺參附二薑
粳苓煎喫
附子　淡乾薑　生薑汁
人參　結雲苓　炒粳米
案云胃陽衰微開合之機已廢薑汁與乾薑附子並
用三焦之陽皆可通老年噎膈反胃乃大症也腑病
原無補法祇以老年積勞傷陽之質所服之劑非苦

辛泄氣即苦寒刦陽耳

噎膈乃陽氣結於上陰液衰於下治宜調養心脾以舒氣結填精益血以滋枯燥

反胃乃胃中無陽不能容受食物命門火衰不能薰蒸脾土治宜益火之源以消陰翳補土通陽以溫脾胃一宜滋清一宜溫補王太僕云食不得入是有火也食入反出是無火也

噫噯

胃虛濁逆。口味淡嘔惡噯氣　旋覆湯力。加薑汁苓。本方生薑改用薑汁棗甘不食。

旋覆花　人參　製半夏

代赭石　茯苓　生薑汁

方即旋覆代赭湯。去甘草大棗加茯苓。

噫氣不爽。食後更甚。杏樸鬱金橘桔夏任。脾肺鬱

北杏仁　川厚樸　川鬱金

法夏麴　化橘紅　津桔梗

胃陽已虛。多噫不除。胸膈不爽　朮苓陳樸夏益薑俱。

生白朮　益智仁　陳皮　生薑

雲茯苓　法夏麯　厚樸

噯氣腹痛。脾胃不和。參苓草芍。煎服自瘥。

人參　茯苓　白芍　炙草

嘔吐 附倣先生法

治驗案二段

肝陽犯胃。痞脹吞酸。咽阻食入嘔吐。案云宜用苦辛泄降吳楝連川夏苓杏樸。苦降辛宣

吳萸　川黃連　半夏　北杏

茯苓　川楝子　厚樸

胃中不和。食入嘔吐。動怒病生。先制肝侮。温胆左金。加薑用汁去草。

淡吳萸　小川連　枳實　竹茹

半夏麴　生薑汁　陳皮

下濁犯胃。嘔黑綠水。參苓椒梅桑螵石紫。肝犯胃

人參一錢、　烏梅肉八分　紫石英八錢生研同參先煎

茯苓五錢　川椒炒黑四分　正桑螵蛸二錢淡蜜水炙

余內人中年後慣初交戌亥少腹漸疞痛喜熱按。繼

必嘔吐苦濁水其痛乃止咽乾不渴倘痛甚食物必盡吐出乃安此亦屬下焦濁邪犯胃用先生此方加入分錢服之（原方分錢無存）必病愈數日後欲酌法調治以絶其病根早服腎氣丸三錢淡鹽湯送下暮服加減眞武丸三錢炒米湯送下加減眞武方用白朮二兩防黨參三兩北麗參一兩熟附子一兩胡盧巴一兩半茯苓一兩白芍八錢炮薑八錢用生薑汁一兩煮米糊爲小丸常服二丸調養病漸疎而漸愈間或偶因飲食勞怒不慎舊恙忽作亦必須服先生此方一

帖以鎮納之而奏效乃速

肝風犯胃嘔逆眩暈苓連梅芍薑夏相因

黄連　烏梅肉　製半夏

黄芩　生白芍　生薑汁

案云用苦降酸泄和陽佐微辛以通胃

肝病犯胃暈而嘔涎症更見肢麻痺參苓歸芍桂楝梅連

人參一錢　當歸身二錢　白芍一錢半　川楝子一錢蒸

茯苓三錢　桂枝木七分　烏梅肉一錢　川連七分鹽水炒

偏左氣衝欲嘔厥逆肝絡飲邪嘔盡方適當辛以通之吳夏

苓薑覆花赭石。

泡淡吳萸八分　製半夏三錢　旋覆花二錢

泡淡乾薑一錢　茯苓塊三錢　代赭石三錢

食已即吐。胃病爲疾。苦以清降。辛以通陽。二陳去草加檏連薑

結雲苓　化橘紅　小川連

製半夏　川厚樸　生薑汁

食後嘔吐。水液及不化米粒。二便如常。並不渴飲。當理胃陽。用仲聖法。（方即附子粳米湯去草棗加薑汁）附夏粳薑。

熟附子三錢　半夏四錢　粳米五錢炒香　生薑汁四分沖服

脹吐皆減。謂腹脹吐水液已泄濁陰。附子粳米湯已獲效仍宗仲景此即前症轉方同治一人眞武加參

人參一錢　熟附子一錢　生薑三錢

白朮二錢　雲茯苓三錢　白芍三錢

李鶴儔翁年六十餘患飲邪咳嗽舌白不渴面明亮浮腫。醫以清潤藥理嗽益甚致頻嘔痰水臥難着枕余按其脈沉弦而遲因倣先生此案與上一案治法二方依先後進首服附子粳米湯加減方本方去草棗者恐其

守中也加薑汁者欲熱附配生薑取其通陽逐飲也連服四帖諸恙稍安繼服眞武加參方六帖間或芍減半朮倍用胃漸進而諸恙頓愈凡高年咳嗽每因胃陽虛微濁陰盤踞者多余遵先生二法治之罔不奏效非獨李君然也李君特其奏效之速者而紀之耳仲聖云飲邪當以溫藥和之又云飲家而咳當治其飲不當治其咳豈不誠然乎哉

嘔吐酸濁胃陽大傷因寒熱邪氣擾中所致脘痛如刺陰濁壓陽陰濁上僭致胃氣不得下行連夏枳茯參附乾薑

人參一錢半　附子一錢半　乾薑一錢　三味另煎汁

小川連六分　雲茯苓三錢　枳實一錢　炒半夏一錢半

後四味用水一盞。滾水一杯。煎三十沸。和入前三味藥汁服。

案云高年下元衰憊。必得釜底煖蒸。中宮得以流通。擬用仲景附子瀉心湯。通陽之中。原可泄熱開導。煎藥按法用之。

又案中本案數上一段治江症案云。脈弦遲。湯水不下膈嘔吐涎沫。此陽結飲邪阻氣。議以辛熱通陽。反佐苦寒。利膈。用瀉心法。　亦用此方法。上參三味煎好冲入生薑汁四分。後連四味有黃芩而無茯苓煎法皆同。

心痛吐食。通膈得力。薑連芩參夏實煎食。

生薑汁四分調　川連六分炒　黃芩二錢泡十次

製半夏三錢炒　川枳實一錢　人參五分同煎

案云。心下常痛如撕。大便六七日始通。議通膈上用生薑瀉心湯。

中焦火衰。食下不運。作酸嘔。之辛熱甘進。薑椒夏芩飴糖作引。

炒乾薑一錢　炒半夏一錢　茯苓塊三錢

炒川椒三分　炒飴糖四錢

早食頗受。晚食痛嘔。必胃痛嘔吐陽氣日微。濁陰踞守。濁陰聚而有形夜痛至曉陰邪用事乃劇夏樸椒苓。二薑並取。

製半夏　厚樸　淡乾薑

結雲苓　秦椒　生薑汁

胃陽已虛。濁陰上逆。湧出清涎。因而吐食。益智朮苓夏樸薑液。

製半夏　川厚樸　生薑汁

生白朮　雲茯苓　生益智

嘔吐傷胃。邪熱刼津。寒鬱化熱溫胆湯名去草。叙斛薑因。

製半夏一錢半　陳皮一錢　金釵斛三錢　鮮竹茹一錢半

雲茯苓一錢半　枳實一錢　薑汁一匙調

總論嘔吐論云。胃司納食。主乎降。通其所以不降而上逆嘔吐者。皆由於肝氣衝逆。阻胃之降而然也。故靈樞經脈篇云。足厥陰肝所生病者。胸滿嘔逆。況五行之生尅。木動則必犯土。胃病治肝。不過隔一治耳。

後人但以胃火胃寒痰食氣滯立論亦左矣

吐蚘

厥陰吐蚘。凡蚘虫上下出者皆屬厥陰乘犯陽明寒熱乾嘔。薑桂芩連芍梅須有。案中多用烏梅丸法川椒四分炒黑勿苟。

烏梅肉一錢半　桂枝木一錢　白芍一錢　川連三分

炒黑川椒四分　淡乾薑一錢　黃芩一錢

驚致肝逆。因驚動肝厥氣上泛嘔涎吐蛔。仲景云蛔虫厥都從驚恐得之蟲攻脘痛鎮補兼該。參苓赭石。椒楝烏梅。

人參　結雲苓　代赭石
川椒　川楝子　烏梅肉

案云古人云上升吐蚘下降狐惑皆胃虛少穀肝臟厥氣上干耳既知胃中虛客氣上冲逆犯斯鎮逆安胃方是遵古治法

吐蛔本屬肝胃症因厥陰之邪上逆蛔不能安故從上而出也案中多宗仲景烏梅丸法以苦辛酸寒熱並用為治當與嘔吐同參至於幼穉吐蚘瀉蚘及諸蟲病治標當殺蟲治本宜温補脾胃或佐清疳熱

不食

形寒浮腫。不食不飢。脈來虛緩。胃陽虛微。六君加減。朮草刪之。慮其守中。煨薑芍益。荷米加宜。二味由下轉方加入。旋轉運動。升降。脾升則運。胃降則和。胃脾。

人參　益智仁　法半夏麯

茯苓　生白芍　炒白粳米

陳皮　煨老薑　炒荷葉蒂

脈濡無力。舌乾唇赤。胃陰已傷。不飢不食。木瓜烏梅釵斛二麥。

烏梅肉　炒麥冬　大金釵斛

川木瓜　大麥仁

濕熱阻氣。飲食不喜。不便不飢。脘中如痞。蔞芩降香。杷杏蘇子。

正蘇子　北杏仁　枇杷葉

紫降香　瓜蔞皮　淡黃芩

案云、夏季濕熱上受。首先入肺。河間主三焦。極是。世醫非發散即消食。散則耗氣。消則刼胃。究竟熱蘊未

除而胃汁與肺氣皆索故不飢不食不便上脘似格
似阻酸濁之氣皆是熱化病延日久苦寒難以驟進
先擬開提上焦氣分

腸痺

欲治腸痺必開肺氣氣化便通肺與大腸為表裏肺氣化則便自通宗丹
溪議葵子杏仁苑蔞桑治

冬葵子　北紫苑　冬桑葉
北杏仁　瓜蔞皮

案云食下䐜脹旬日始得一更衣腸胃皆腑以通為用昔朱丹溪每治腸痺必主開肺氣謂表裏相應治法

食停脘中（食進脘中難下）便不易通（氣塞不爽）大腸收痛腸痺當宗杷杏梔豉蔞皮鬱同

枇杷葉　山梔子　瓜蔞皮

北杏仁　淡豆豉　川鬱金

案云朱丹溪治大小腸氣閉於下每每開提肺竅內經謂肺主一身氣化天氣降斯雲霧清而諸竅皆為

通利肺與大腸相表裏又與膀胱通氣化二便之閉通於肺實有關係焉
腸痹本與便閉同類另分一門者欲人知腑病治臟下病治上之法也腸痹之便閉較之燥屎堅結欲便不通者稍緩若燥屎堅閉須用三承氣潤腸丸通幽丸溫脾湯等故先生但開降上焦肺氣上竅開泄斯下竅自通

便閉

附倣先生法治驗案一段

血液枯燥食減糞堅仁松麻柏蓯蓉歸煎

大當歸　松子仁　火麻仁

肉蓯蓉　柏子仁

此三仁合郁李仁桃仁。名五仁丸。先生常用案云用五仁潤燥以代通幽。

液耗胃弱。火升便難。三才加入。參地天冬名三才湯麥斛神餐

人參　天冬　川金斛

地黄　麥冬　雲茯神

老年血竭。內燥生風。便因常秘。下燥當宗。喻氏上燥治肺下燥治肝

仁選松柏。膠地二冬。

大生地　大天冬　松子仁

清阿膠　大麥冬　柏子仁

濕壅三焦舌白身燒（濕阻氣分亦有身熱臨症者當小心）小便不利杏桔通翹蘆根滑石六味高超（小便閉）

杜杏仁一錢半　桔梗一錢　連翹殼一錢半

白通草一錢半　滑石三錢　鮮蘆根一兩

下焦幽門氣鈍血燥溺濇便難通幽法好蓯蓉地歸柏李牛巧

淡蓯蓉一兩　柏子仁一錢半　當歸一錢半

細生地二錢　郁李仁二錢研　牛膝二錢

宗叔甘樹據述久患痰嗽小便淋滴每甚於夜（夜屬陰故濁陰益肆）曾服六君補劑咳似稍減而溺更難（朮草守中濁陰更難下降）服五淋清劑溺似稍通而咳益甚（苦寒愈傷其陽濁陰自當倍逆）診其脈沉弦而遲余曰據脈是下焦陽微陰濁上泛而為咳陰濁既上逆自不走下竅故淋滴耳用三因白散作湯劑主治必效熟川附子用二錢滑石製半夏各三錢生薑三片一帖恙減三帖即愈此後凡舊病初起自服一帖即瘥越數載因二便皆不利咳嗆無痰仍自服前方諸恙益甚（附夏燥肺）復邀診治脈得浮

數余曰前濁陰爲患今秋燥爲患慎服安得不增古入上燥治氣下燥治血今便艱澀當從血分先治以通幽門用先生此方蓯蓉減半餘依分錢加北紫菀四錢佐以開降肺氣一帖二便通仍咳嗆轉用上燥治氣法清燥救肺湯加減沙參杷葉各三錢川貝南杏北杏各一錢半麗參阿膠各一錢甘草五分五味子七粒三帖全愈

氣鬱腸中二便交阻熱壅氣鬱清理胃腸主治得所連梀柏梔青皮吳茇通草金沙湯代水可

川連　川楝　青皮　吳萸

黃柏　黑梔　白通草五錢海金沙五錢煎湯

代水

凡小便閉而大便通調者或係膀胱熱結或水源不清濕症居多若大便閉而小便通調者或二腸氣滯或津液不流燥症居多若大小二便俱閉當先通大便小溲自利

肺痺 附倣先生法

治驗案一段

清邪在上藥貴輕清杏麻蒡射甘桔兜鈴

兜鈴　射干　牛蒡子　桔梗

北杏　麻黄　生甘草

案云清邪在上必用輕清氣藥如苦寒治中下上結更閉

偏寒偏熱肺氣不和沙參象貝桑葉薄荷杏仁梔子清上自癒

薄荷梗　冬桑葉　浙貝母

白沙參　北杏仁　黑梔子

溫邪肺鬱咳嗽氣窒。肺氣痺寒熱頭疼。杏翹通桔桑白蘆根主開上鬱。

鮮蘆根一兩　杏仁三錢　連翹一錢半

桑白皮一錢　桔梗一錢　通草一錢半

上焦不行下脘不通。周身氣阻。辛涼當宗。杏杷菀桔薏苡白通。

炒香杷葉一兩　北紫菀三錢　津桔梗一錢

生薏苡仁三錢　北杏仁三錢　白通草一錢

案云天氣下降則清明。地氣上蒸則晦塞。上焦不行。

下脘不通。周身氣機皆阻。肺藥頗投者。肺主一身之氣化故也。氣舒則胃醒食進。不必見病治病。印定醫人眼目。

黄閣陳藴之。二便不利。胸腹痞脹。不食不飢。所服方藥。理胃利水通便不一。紛治罔效。脈診數大。此濕熱壅壓上焦氣分所致。余議開降手太陰肺。肺與大腸相表裏肺與膀胱通氣化故也即將先生此方與服。一帖胸脘頓舒。畧知飢。仍守本方法。議更將先生治溫熱襲案方已纂入此書方見溫熱第二段。二方合用。因參入冬瓜子桃仁各三錢。酌用

鮮活水蘆根湯代水煎藥二便卽通利而愈先生方法之妙用誠有不可思議者

風溫化熱上鬱肺痺所從咽喉阻塞胸脘不通呼吸不爽淸上爲宗蘆根桑葉梨苡滑通

鮮蘆根　生苡仁　川滑石

鮮梨皮　冬桑葉　白通草

肺痺本因六淫之邪所浸致肺失淸肅下降之令遂痺塞不通爽先生治法風用薄荷桑葉牛蒡類寒用麻黃杏仁類溫熱邪（春溫夏熱）用羚羊射干連翹山梔兜

鈴竹葉沙參象貝類濕用通草滑石苡仁桑白等燥用梨皮蘆根杷葉紫菀等致若開氣鬱多佐以蔞皮香豉蘇子津梗蔻仁

胸痺 附倣先生法

治驗案一段

中陽困頓胸脘清陽不運陰濁踞之胃痛徹背甚於暮時午後爲甚且懶飲食陽傷何疑溫通陽氣在所必施薤白半夏苓薑桂枝

乾薤白三錢　製半夏三錢　雲茯苓五錢

淡乾薑一錢、　桂枝木五分

案中本案下一案治華症亦用此法治以生薑易乾薑將蔞皮易半夏其案云因勞胸痹陽傷清氣不運仲景每以辛滑微通其陽

胸脘痺痛其脈弦欲嘔便難此清陽失曠氣機不降　薤白夏杏樸實薑餐

薤白三錢　北杏三錢　枳實五分

半夏三錢　厚樸一錢　薑汁七分

陽氣微弱胸痺不堪治宗古法苓桂朮甘湯略

茯苓　桂枝　白朮　炙草

氣阻脘痛胸痺治宗杏杷桔夏薑汁橘紅

北杏仁　鮮杷葉　津桔梗

製半夏　化橘紅　生薑汁

胸痺久痛入血絡中（久病必入血絡）桃延楝已桂枝青葱

炒桃仁（二錢）　川楝子（炒一錢）　延胡（炒一錢）

桂枝梢（七分）　青葱管（三錢寸斷）　防已

族叔祖母汪孺人胸脘痺痛寢食幾廢醫誤認心痛

久治罔效命余診脈兩寸沉弦而濇察而知其胸痛

徹背卽作胸痺症治用仲景瓜蔞薤白半夏湯乾薤白製半夏各用三錢蔞皮蔞仁各二錢煎好冲入生薑汁二匙服是晚卽痛減八九漸可安睡明早祇覺胸脘悶微隱痛不舒余念其痛久營絡必傷書謂病久入絡因用先生此方酌加分錢原方無獨去防已一味加入當歸鬚薤白各二錢同煎一帖全愈

胸痺因胸中陽虛不運久而成痺故但有寒症而無熱症治法俱用辛滑溫通以流運上焦淸陽爲主愼勿與胸痞結胸噎膈等症混治

哮

受寒哮喘。痰阻氣機。不能着枕小青龍湯。辛夏删之。苓杏加入。分兩堪師。

桂枝木一錢 白芍一錢 北杏一錢半 五味子一錢同薑擣
製麻黃五分 炙草五分 雲茯苓三錢 泡淡乾薑一錢

宿哮咳喘。遇勞發頻。小青龍湯。删去麻辛。石膏糖炒。加入爲君。

桂枝 白芍 五味 炙草

半夏　生薑　生石膏加白沙糖拌炒

痰喘哮咳。小青龍湯。寒、勞、怒發。遇三者即發合去麻黃。

桂枝　細辛　乾薑　炙草

半夏　白芍　五味

哮喘久嗽。芥子炒透。桂枝杏仁。夏樸橘救。

桂枝木　北杏仁　化洲橘紅

炒半夏　川厚樸　炒白芥子

宿哮廿年。沉痼之病。徒用湯劑。服之難應。喘咳初痊。急當扶正。呑腎氣丸。濟生腎氣丸去肉桂牛膝桂膝刪併。

熟地　雲苓　淮山　萸肉　丹皮
澤瀉　車前　附子　蜜丸早服三錢淡鹽湯下
案云、於病發時當投以搜逐。宜服葶藶大棗湯。或皂莢丸。
痰喘宿哮。頻發不已。吞眞武丸。久服自止。
熟附子　白朮　白芍　茯苓
生薑汁煑粳米粉糊爲小丸。晚用炒粳米泡湯送下
丸子二三錢。
余治哮症。喘症、痰飲久嗽症。其人脾胃虛寒、者。多遵

先生此法治之。痰發時。則按脈症搜逐其邪。病既去。則先生兩方法同時並用。早飯前服腎氣丸。牛膝肉桂或去或不去。晚飯前服眞武丸。氣虛者再加人參。守先生是法而沉痾漸起者不少。其分兩輕重則因人酌加

哮症雖不一。先生治法。總以溫通肺臟。大小青龍等下攝腎眞爲主。眞武腎氣等久發中虛。又必補益中氣。其辛散苦寒豁痰破氣之劑。在所不用。　哮症多有兼喘。喘症不盡兼哮。治須辨別。

喘 附倣先生法

治驗案一段

喘嗆浮腫須分治之。先喘後脹治肺，先脹後喘治脾。今由氣鬱。先喘而脹漸起。降肺乃宜。杏麻苓苡甘草同醫。

製麻黃　北杏仁　生甘草

生苡仁　雲茯苓

咳嗆喘急。參苓夏。入薑味細辛。氣逆效立。

人參　製半夏　五味子

茯苓　淡乾薑　北細辛

晨起未食喘急多痰黃精白茯胡麻炙甘

製黃精　三角胡麻　茯苓　炙草

案云竟夜不食胃中虛餒陽氣交升中無彈壓下焦陰傷已延及胃難以驟期霍然

濁飲夜升衝逆不甯不得安臥用真武法加減治應乾薑參附澤瀉雙苓

淡熟附子　人參　澤瀉

生淡乾薑　茯苓　猪苓

寒水射肺氣喘痰鳴桂麻薑芍杏味甘苓

桂枝一錢去皮　麻黃八分　生白芍一錢

北杏十五粒　茯苓三錢　炙甘草三分

淡乾薑一錢　五味子一錢同乾薑搗爛一夜

案云仲聖凡治外邪致動水寒上逆。必用小青龍湯爲主方與內經腫脹開鬼門取汗潔淨腑利水相符。宗是議治

咳喘汗泄。收攝固元。參芪朮附。五味應擒。

人參一錢　炙綿黃芪三錢　五味子一錢半

白朮三錢　熟附子一錢半

腎虛不納氣不歸元參附茴味桃地英鉛

人參一錢　熟附子一錢　五味子一錢

熟地五錢　胡桃肉四錢　舶茴香五分

案云戌亥陰火寅卯陽動其患更劇閱古人書急則用黑錫丹養正丹之類平時以溫煖下元方法先生方祇此六味余用之曾加入生紫石英青鉛詩中因並誌之

新造黎何氏年五十餘形瘦液枯痰咳有年自來平補頗合去年偶動怒嗽血遂畏補藥醫家就之參是

清痰理嗽。今冬氣喘甚。臍仍清降。喘益增。延余診。據述睡難着枕。身卧着則氣鈍難降上氣不下必下衝上逆矣夜咽乾不喜飲陰不上承二便濇少。幽門氣鈍血燥每申酉間氣出入繞臍微痛中臍屬少陰腎酉亦屬腎主病腎氣虛寒故痛亦絡虛則痛也脈診沉弱。左關尺沉而畧弦。症脈總屬下焦氣血虛衰。真氣不得歸元。故紛見諸恙。用先生此方酌加分錢。與服參用秋石丹拌蒸。再加青鉛片紫石英生研碎同鉛片人參先煎各五錢同煎。一帖喘稍定。再一帖。臍不痛。喘減八九。去茴香加荔枝乾五枚連核搗破同煎。此亦能納氣且助五味以酸甘化陰臨服冲

珍珠末三分取育眞陰鎮虛陽以止其咽涸又連服三帖諸恙悉平

喘因陰虛（陰虛陽氣必升）攝納並需阿膠淡菜熟地山萸茯神山藥芡實遵俱

熟地　萸肉　芡實　淸阿膠

山藥　茯神　蓮米　淡菜膠

呃

面冷頻呃淸陽不調（不能舒展曠達）此屬肺鬱（肺氣鬱痺）當開上焦

川貝杷鬱通射豉超

枇杷葉　川鬱金　射干

炒川貝　白通草　香豉

陽氣欲盡濁陰上逆呃發脈微兩脈微濇欲脫露迹參苓附

薑丁柹吳食理陽驅陰危症不易舍此無別法

人參　炮附子　丁香　柹蔕

茯苓　川乾薑　吳萸

胃中虛冷陰濁爲殃上干泛逆呃逆汗泄大便亦溏脈來歇

止勞倦積傷參苓梢石椒梅乾薑

人參　代赭石　生淡乾薑

茯苓　炒川椒　炒烏梅肉

疸

濕熱在裏。鬱蒸發黃。溺黃便秘。宜腑自康。當宜腑濕熱誤下變脹。不宜下恐犯太陰變脹古訓勿忘。茵苓蔻粉。枳桔杏良。

綿茵陳　茯苓皮　白蔻仁　花粉

枳實皮　津桔梗　北杏仁

疸變腫脹。濕熱何疑。苦辛滲利。樸腹胣皮。金沙猪苓川兼施。

雞肫皮　川厚樸　大腹皮　木猪苓

海金沙　白蓪草　每三日兼進濬川丸六七十粒

脾液外越。黄症宜分參神藥草。扁豆苡仁。

人參　生扁豆　山藥

茯神　生苡仁　炙草

案云夏、熱泄氣脾液外越爲黄非濕熱之疸。

治疸症須別陽黄陰黄。陽主明故黄如橘子色治胃。

陰主晦。故色如薰黃。治脾。羅謙甫先生以茵陳四逆湯治陰黃。

風

風襲肺衛。發熱惡風。咳嗽脘悶。表裏治同。當兩和表裏豆豉蘇梗。杏桔翹通。

淡豆豉一錢半　蘇梗一錢　桔梗一錢半

連翹殼一錢半　北杏三錢　通草一錢

勞倦外感。頭痛惡風。營衛皆怯。嗽痛相從。嗽則悶爍筋掣而痛調和二氣（營衛二氣）當歸建中。

當歸　桂枝　大棗　飴糖

白芍　生薑　炙草

虛人感邪。微寒微熱。參歸桂枝。湯名加陳皮。啜八味煎之。

方妥而切。

人參　白芍　大棗　炙草

當歸　桂枝　生薑　陳皮

寒

感受寒邪。背寒頭痛。鼻塞。桂枝湯加杏仁應用。

桂枝　生薑　甘草

白芍　大棗　北杏

勞傷陽氣。身熱形寒。頭疼脘悶。身痛不安。杏桂薑樸陳茯皮餐。

北杏三錢　陳皮一錢　茯苓皮三錢

桂枝八分　厚樸一錢　生老薑一錢

風温

頭脹汗出身熱咳嗽並見無差風溫上受。總列風溫見症

風溫上侵肺受熱灼蒡薄冬桑象貝杏着沙參粉梔辛涼妙藥

牛蒡子　薄荷葉　象貝母　北杏仁

冬桑葉　白沙參　南花粉　黑梔皮

溫邪忌汗只可宣通兼以清降微苦辛宗見症身痛脘悶不飢此風溫入肺致肺氣不得舒轉蔞杏梔豉鬱金橘紅。

北杏仁　香豉　蜜炒橘紅

瓜蔞皮　山梔　川鬱金

案云温邪忌汗何遽忘之。祇宜微苦以清降。微辛以宣通。

温熱 附倣先生法

治驗案一段

壯熱煩冤。口乾舌燥。春令陽升。温邪發故。總列春温見症

脈數暮熱。頭痛腰疼。復覺口燥。温邪所萌。梔豉芩杏連翹桔梗

連翹　桔梗　淡黃芩

北杏　山梔　淡豆豉

吸入溫邪。釀成肺脹。瓜苡桃仁。蘆根清上。

鮮蘆根　冬瓜仁　生苡仁　桃仁

春溫身熱。津因邪竭。邪陷劫津舌絳骨疼。甘涼合啜。以甘涼熄邪

梨粉竹心。滑知草列。

竹葉心　知母　川滑石

沙梨皮　花粉　生甘草

熱傷氣分。用甘涼方。竹葉加入。煎白虎湯。

石膏　生甘草　鮮大竹葉

知母　白粳米

舌乾惡飲熱入營中。喉燥舌乾喜飲水者熱在氣分 喉燥舌乾畏飲水者熱在血分夜

煩無寐。犀角二冬元參生地菖遠翹同

犀角　麥冬　天冬　石菖蒲

元參　生地　連翹　炒遠志

夜熱早涼無汗熱止邪自陰來。熱從陰而來故能 食形瘦脈數左盛從血

分治鱉地丹蒿知母竹美

生鱉甲　丹皮　知母

細生地　青蒿　竹葉

冬令不冷。應寒反熱 易感冬溫。溫熱發於春爲春溫 溫發於冬爲冬溫 急存津液

桑葉草珍沙參玉竹糯米苡仁

冬桑葉　白沙參　生甘草

生苡仁　嫩玉竹　糯米湯煎藥

素有痰火。今患冬溫耳聾舌赤。脉數小溲不利案云議治包絡之熱清絡為君。二參地竹胆星蒲根

細生地五錢　元參一錢半　九轉胆星六分

竹葉心一錢　丹參一錢半　石菖蒲根六分

冬溫不解。九日未解膈熱宜清。見症齒板舌乾唇燥翹芩滑石。鬱杏橘幷竹心花粉。辛涼治應。

川滑石 淡黃芩 連翹 鬱金
竹葉心 北杏仁 花粉 橘紅

案云仲景謂發熱而渴者爲温病。明示後人寒外鬱則不渴飲。熱內發斯必渴耳。治法清熱存陰。勿令邪熱焚刼津液。故最忌辛温燥藥傷津風温春温冬温皆然致瘛瘲痙厥神昏譫狂諸症。故仲景復申治療法云一逆尚引日再逆促命期。且忌汗忌下忌辛温皆傷津故

冬温入肺化熱津傷。沙參杏麥地骨冬桑。

白沙參四錢 大麥冬三錢 冬桑葉一錢半

甜杏仁三錢　地骨皮三錢

友人王左垣冬温入肺醫不用手經之方悞用足經之藥以大劑辛燥藥與服服後卽覺舌乾唇燥渴飲咳益甚呼吸脘痛診兩寸數大右甚余先用先生上案治温邪入肺成脹方已選入此書見本症首第二段重用分兩與服鮮活水蘆根二兩生苡仁冬瓜仁各五錢桃仁一錢再加入鮮枇杷葉五錢覓湯煎分數次飲以止其渴早晚各服一帖晷安明日仍用此方亦早晚各服一帖嗆咳減脘痛除繼將先生是案方酌加分錢二方

俱無分錢仍加入鮮枇杷葉二錢同煎連服六帖諸恙始得漸愈

暑

附倣先生法

治驗案四段

暑傷氣結下脘不通上焦氣結而不行故不飢不食不大便閉結所從皆因氣分有阻無形無質暑與熱乃天地之氣原無形質可見安可清攻蔞皮杏蔻鬱金貝通

枇杏仁　瓜蔞皮　象貝

白蔻仁　鬱金汁　通草

案云大凡暑與熱乃地中之氣吸受致病亦必傷人氣分氣結故變生諸症（卽歌中所列症）如天地不交遂成否卦之義然無形無質所以清之攻之不效暑濕傷氣肺氣皆痺（肺先受病諸氣亦令痺塞當午後陽升煩喘更加）西瓜翠衣蘆根杏薏

西瓜翠衣　生薏苡仁

活水蘆根　北苦杏仁

案中本案下治程案云暑風挾濕傷其氣分當清上焦亦用此方治北杏改用通草又治楊女案云暑熱

穢濁阻塞肺部氣痺腹滿宜以輕可去實亦照程案法用此四味惟煎法臨好加入石膏末二錢

身熱咳嗆脘悶頭脹肺受暑邪理宜清上絲瓜葉君杏蔻仁相滑石薷通分錢更尚

絲瓜葉三錢　北杏仁三錢　通草一錢半

川滑石三錢　白蔻仁五分　香薷七分

暑風襲肺微熱畏風頭脹咳嗆絲瓜葉功薷翹杏桔六一散同

絲瓜葉　香薷　津桔梗

北杏仁　連翹　六一散

案云暑風外襲肺衛氣阻防作暑瘄

暑乘虛襲（暑風）舌色灰黃頭疼咳逆煩勞動陽左肢掣痛

中厥須防（因體虛最慮風動中厥）荷蓮貝茯橘益元艮

鮮荷葉（三錢）　川貝母（一錢半）　化橘紅（一錢）

鮮蓮子（五錢）　雲茯神（一錢半）　益元散（三錢）

關大尺數（肝胆獨大尺中動數）陰不交陽（長夏氣機升泄水虧木失滋榮）煩倦食

減元氣熱傷先養胃汁（俟秋肅天氣降再議固納培植下焦）酸甘法艮沙

參冬草梅瓜治康

白沙參六錢　烏梅肉五分　生甘草三分
大麥冬三錢　陳木瓜七分

同里羅氏女，年約三十，不出閨，依父母養靜者。當夏暑氣機升泄時，盜汗自汗，日夜不已，食減渴飲，而神氣頗淸。診左關尺動數，神氣淸，寸不數，知無暑濕外邪。據述暑酷甚，夜乘涼不寐，談笑終宵而起。夫暑熱氣泄，陽固難於下潛，不寐陰傷，陽更無由下伏，且喜笑過度則傷心，心氣傷而虛陽復擾之，汗能已乎？汗多傷津而必渴，飲多傷脾而減食，理固然矣。因議養胃津爲中流砥桂以禦亢陽而稍佐以潛固浮陽之品卽用先生此方酌加分錢原方無再加炙黃芪二錢黃柏七分同煎復將先生原方去木瓜甘草加入北麗參一錢半五味子十粒鮮蘆米五錢冰糖四錢仍取酸甘化陰法煎代茶逐小杯漫飲以止渴是晚汗渴止過半明日仍依二法調治而安

頭脹脘痛暑熱未消口渴溺短宜清三焦絲瓜採葉淡竹藿調苓皮滑石陳樸通超

絲瓜葉　鮮竹葉　藿香葉　陳皮

川滑石　川厚樸　茯苓皮　通草

傷暑脈虛。脘悶頭重。其蹄亦痠。三焦症共。絲瓜葉君。杏蔻仁從六一散。同苓皮茵。用防已木通。八味煎中。

絲瓜葉三錢　六一散三錢　防已一錢半

北杏仁三錢　白蔻仁五分　細木通一錢

綿茵陳一錢　茯苓皮三錢

體虛傷暑。勿苦寒攻。晝雖煩渴。夜乃昏蒙。暑陽邪晝屬陽故張熱勢夜屬陰邪逼內故神昏而囈語斛瓜知滑。西瓜汁冲。

鮮絲瓜葉三錢　白知母四錢　川滑石一錢

大金釵斛三錢　水煎濾清候冷沖入西瓜汁一大茶盅同服

吾友黃雲裳少尹夏日山行歸即發熱體倦汗泄渴喜涼飲脈浮而軟此煩勞傷陽感受暑熱暑風所致用先生此方各依分錢獨議加入鮮荷葉三錢助以清暑熱香薷四分佐以袪暑風香薷佐絲瓜葉能袪暑中之風仍依法沖入西瓜汁服明日到診熱汗俱減八九仍渴飲再遵先生原方去釵斛知母減二錢加連心麥冬三錢麗參一錢五味子七粒同煎連服三帖而瘳

勞傷挾暑。咳血口乾。茯苡扁豆沙參甘寒。佐鮮荷葉。清暑自安。

鮮荷葉　白沙參　雲茯神

生扁豆　生苡仁

勞傷挾暑咳血不飢。鮮荷葉汁。生菉豆皮沙參白蔻杏苡橘施六一散。入不淡不奇。

生苡仁　白沙參　化橘紅

北杏仁　白蔻仁　六一散

菉豆皮　鮮荷葉汁一杯沖服

炎暑爍金。懶倦多汗口渴益氣保水。益氣以保水之源用生脈湯知母則美

麥冬三錢連心 人參一錢 五味三分 知母二錢

穗垣余琴友楊君星門之姻姪年二十七夏秋間咳血頗多余治之將交冬血已止余卽轉用鎭攝衝脈培植腎眞以助冬令之收藏而咳亦漸愈今春咳亦不作平素多咳值大暑節天氣炎蒸以致暑熱刑金傷肺咳嗆汗泄渴飮知飢而不思納食脈診數大而無力數爲熱大與無力皆爲虛據脈已屬暑傷元氣余因

用先生此益氣保水之加味生脈湯法再加入生扁豆一兩（粒用不研）南棗肉三錢連服四帖諸恙減漸思納食再方去扁豆知母加天冬肉一錢半大生地三錢議生脈與三才合用以育真陰而滋化源連服數帖遂安

又佛鎮江翠巖赤日途中感暑發熱汗泄渴飲醫治以五物香薷飲加芩連諸恙益甚（陽暑自汗最忌香薷且汗渴家厚樸茯苓亦在禁例）延余治診得脈近浮虛知其元氣有傷難施辛寒而清散姑先與以甘淡之劑生南豆皮地骨皮

川滑石鮮荷葉各三錢洋參麥冬知母各一錢甘草五分用鮮冬瓜皮四兩煎湯代水一帖熱減二帖熱退仍渴微汗即轉用先生益氣保水方法人參改用北麗參三錢五味改用蜜炙七分議酌加藕三兩煎湯代水服三帖全愈

卷四終

評琴書屋葉案括要卷五

番禺潘名熊蘭坪纂　男　龍章雲臺　鸞章翊霓　校刊

濕

肢冷自利。不語無神。朮苓樸瀉木瓜果仁。

生於朮三錢　厚樸五分　川木瓜五分

雲茯苓三錢　澤瀉五分　草果仁七分

案云，濕邪內伏。足太陰之氣不運。經云。脾竅在舌邪滯竅必少靈。以致語言欲蹇。必須分利佐辛香以默運坤陽。是太陰裏症治法。
氣蒸於上。濕滯於中。失降不寐。三焦宜通。朮苡陳桔。寒水石同豬苓澤瀉。相助成功。

生於朮五錢　陳皮白一錢半　豬苓一錢　桔梗七分
生苡仁三錢　寒水石一錢半　澤瀉一錢

案云。開上鬱。佐中運。利腸間。亦是宣通三焦也。

舌白目黃。口渴溺赤。脈象鈍呆。濕鬱露迹。茵朮苓皮。桂枝不易。澤瀉豬苓。寒滑二石。

綿茵陳三錢　生白朮一錢　豬苓三錢　寒水石三錢

茯苓皮三錢　桂枝木一錢　澤瀉一錢　川滑石三錢

陽微體質。易聚濕痰。便溏脘悶。症更肌麻舌乾升降相參。宜清理濕邪令氣機升降二陳去草。斛蒺鈎堪。

大金釵斛　白蒺藜　鈎藤

結雲茯苓　製半夏　陳皮

寒熱微嘔。身痛脈濡胸身重着而痛濕鬱阻氣。杏樸通俱。白蔻苓腹。滑石竹需。

厚樸　川滑石　茯苓皮　木通

北杏　白蔻仁　大腹皮　竹葉

先生論濕阻氣分亦有寒熱。倘悞認外感寒熱表而汗之。不誠犯仲景師濕家大忌發汗。汗之則變痙厥戒乎。甚矣醫之難也。茍非專其功以博覽羣書精其識於小心臨症。安能無過耶。

發熱身疼。濕鬱阻氣。汗仍熱來。患濕所致。濕家有汗不解苓蔻滑通二苓腹備。

淡黃芩　滑石　苓皮　大腹皮

白蔻仁　通草　豬苓

案云。脈緩身痛。汗出熱解復熱。此水穀之氣與濕併

阻於氣分鬱而成熱。治宜利濕宣通氣分。濕去熱自
解矣。徒進清熱不應。
地中濕氣腫自足先。濕屬陰邪陽不易復故畏寒筋骨强無力苓薑朮桂。湯名
金匱湯煎。
茯苓　乾薑　白朮　桂枝
案中本案上一段治莫症。亦因濕阻中陽見症吞酸
形寒。亦用金匱此湯案云時令潮沴氣蒸內應脾胃。
夫濕屬陰晦。必傷陽氣。致陽不運行議鼓運轉旋脾
胃一法立治。

清陽不旋、濕濁所侵、胸脘痞悶、苓桂朮甘、湯名

茯苓　桂枝　白朮　炙甘草

案云、中年清陽日薄。致濕易傷脾胃。胃陽微。仲景法以輕劑宣通其陽。若投破氣開降。最傷陽氣、有格拒之害。

暑濕氣蒸。三焦瀰漫。諸竅不靈。二便艱澀。神識不清。小腹硬滿。甘露法應。案云用甘露飲法　水石皂莢、蚕沙二苓

豬苓　寒水石　皂莢子去皮

茯苓　晚蚕沙

案云、仲景云小便不利者爲無血也。小便利者血症諦也。此症暑濕氣蒸、三焦瀰漫、以致神昏、乃諸竅阻塞之兆、至小腹硬滿、大便不下。全是濕鬱氣結。風暑濕邪、渾雜阻氣、咳嗽不飢、右肢痿痺、杏苡茯苓。桂枝佐使。防己生薑夏樸同治。

杏仁三錢　生苡仁三錢　防己一錢半　桂枝五分

厚樸一錢　白茯苓二錢　半夏一錢半　生薑七分

案云風暑濕渾雜。氣不主宣咳嗽頭脹不飢、右肢若廢、法當通陽驅邪。

汗多身痛。自利溲無（小便全無）苡苓蔻滑竹葉通符

生苡仁　白蔻仁　鮮竹葉

雲茯苓　川滑石　川通草

案云、風濕傷於氣分、濕鬱在脈爲痛。濕家本有汗不解

燥　附倣先生法

治驗案一段

脈右數大氣分燥侵。梔豉浙貝。桑杏沙參

桑葉　白沙參　梔子皮

杏仁　浙貝母　淡豆豉

夏熱秋燥。致傷胃陰。扁豆玉竹。麥冬沙參。地骨桑葉。花粉生甘。

生扁豆　玉竹　地骨　冬桑葉

白沙參　麥冬　花粉　生甘草

上燥治氣（肺主氣）下燥治血。（肝藏血）今屬津傷。肺胃治決。氣失下行。（燥傷胃津致胃氣不降）大便應結。清補甘寒。養陰法。切參梨地冬生瓷冲啜。

大生地八錢　天冬肉三錢　人參一錢

甜梨肉一兩　生白蜜一杯

余生平津液虧。故納食少。納食少。斯津液愈虧。致胃氣不主下行。腸中傳送失司。往往數日始一如厠。因此食必難於用飽。稍飽則胸腹不舒。延醫調治。謂食停胸膈也。枳樸查麴盖劫其津。謂熱結大腸也。芩梔硝黃愈虛其液。服此等藥。大便雖一時通快。下次欲便倍苦其難。津液重傷故也。津液上承而胃氣乃降亦下潤而大便始通

余時尚業儒而未通醫理。偶翻先生案見此方平淡無奇妄加分錢自服。時參用北麗參三錢一二劑必便通而食

進。諸恙俱安。下次大便更無所苦，津液得滋故也。此後凡便結三四日未通，服此方輒效。夫乃歎醫不必業，而醫理不可不於文字之暇講求，無俾不讀書之醫貽害也。

心煩熱渴，正値經期。經水適來復脈法合。此下燥症案云用復脈湯法清肺則非。上燥治肺下燥治肝地冬膠草棗蔗漿宜

炙甘草　淸阿膠　熟棗仁

大生地　大麥冬　甘蔗漿

津液重傷，渴飲潮熱，用復脈湯，麻仁不列。

人參　生地　麥冬　阿膠
炙草　桂枝　生薑　大棗

案云陽津陰液重傷。餘熱淹留不解。臨晚潮熱。舌色若赭。頻飲救亢陽焚燎。究未能解渴。形脈俱虛。難投白虎。議以仲景復脈一法。為邪少虛多。使厥陰少陰二臓之陰少甦。冀得胃關復振。因左關尺空數不藏。非久延所宜耳。

瘧

時疫上受，分布三焦，犀角生地菖蒲連翹銀花金汁玄參鬱療。

犀角　生地　銀花　連翹

菖蒲　鬱金　玄參　金汁

案云，疫癘穢邪，從口鼻吸受，分布三焦，瀰漫神識，不是風寒客邪，亦非停滯裏症，故發散消導，即犯劫津之戒，與傷寒六經大不相同。今喉痛丹疹，舌如硃，神躁暮昏，上受穢邪，逆走膻中，當清血絡以防閉結。然必大用解毒以驅其穢，先生刪案又云必兼佐芳香宣竅逐穢即犀角銀花菖蒲

鬱金至寶丹等必九日外不致昏憒。冀其邪去正復。吸受疫癘。三焦分馳。久漸血瘀。散結合施。恐愈結斯愈熱花露金汁、元參翠衣

西瓜翠衣　銀花露　元參　白金汁

案云嘗以鹹苦之製。仍是輕揚理上。倣古大製小用之意。

癍痧疹瘰

伏熱發癍、夜躁無寐兩脈數搏煩渴遍體赤癍犀角羚羊菖蒲生地、

銀花連翹元參粉備、

摩犀角　細生地　元參心　南花粉

羚羊角　金銀花　連翹心　石菖蒲

㾽疹隱約、症屬濕溫。已入血絡。早輕夜重舌赤譫昏。邪于膻中漸至閉結、元參犀角、菖蒲翹銀、牛黃金汁、調服爲君、

犀角　石菖蒲　元參　連翹

銀花　先煎至六分、後和入雪白金汁一杯、臨服研入周少川牛黃丸一丸、

風溫疹發薄荷桑皮連翹牛子。甘桔杏梔。

薄荷　桑白皮　甘草　桔梗

連翹　牛蒡子　杏仁　山梔

痧疹症初起、多用此案方、主治、案中本案下一案、風

温發疹、本方去北杏、加赤芍炒銀花、

痧後痰多、咳嗽氣逆、濕熱鬱肺、蘆根桑皮。杏桔通石、

鮮蘆根一兩　北杏仁一錢半　通草一錢半

桑白皮八分　川滑石一錢半　桔梗一錢

少陽木火、鬱蒸發瘰、荷邊菊葉、枯草梔隨、苦丁羊角、鬱

金苡俱。

夏枯草　鬱金　生苡仁　鮮荷葉邊

羚羊角　黑梔　苦丁茶　鮮菊花葉

案云、法當清以辛涼。佐以苦寒、俾陽分鬱熱得以疏解、

痰

厚味蒸痰。風硝蔞餐、梔芩枳鬱、竹瀝法丸、

風化硝　枳實　薑汁炒山梔子

瓜蔞仁　茯苓　鬱金　竹瀝法丸　指迷丸加減

欲治痰本。當攝腎眞。胡桃地杞。遠志茯神、補骨五味、車前膝因。蜜丸常服、治本爲君。

大熟地　胡桃肉　雲茯神　車前子

甘杞子　補骨脂　遠志肉　牛膝肉

五味子　蜜丸

痰飲

附儆先生法

治驗案一段

飲邪咳嗽。衛陽式微。見症形寒乃寒邪外侵引動宿飲　法當治飲溫藥和之。仲景云治飲不治咳當以溫藥通和之　乾薑苓草杏苡桂枝、

北杏仁三錢　淡乾薑一錢　雲茯苓三錢
生苡仁三錢　粗桂枝一錢　炙甘草四分

外邪引飲先開太陽。芍味苓草。桂枝乾薑。

粗桂枝　白芍　淡乾薑　五味子同薑打
雲茯苓　炙草　當午時服

案云、向有耳聾鳴響。是水虧木火蒙竅。冬陽不潛。亦屬下元之虛。但今咳聲喉下有痰音脇痛臥着氣衝。乃衝陽升而痰飲泛。脈浮當此驟冷。恐有外寒引動內飲。議開太陽以肅上。

咳吐痰飲、喘不得臥。乃溫邪阻蔽肺氣、氣不得降小青龍湯、用宣通開氣分

方法麻辛不佐。加苡叉膏沙糖炒過。

桂枝　白芍　半夏　生石膏白糖炒

生薑　五味　炙草　生苡仁

溫煖氣泄、不主收藏、緣高年下焦根蒂已虛飲邪上逆。肺降失常以致喘咳不得臥欲泄濁飲、當開太陽、仍無礙於冬溫從小青龍越婢立法石膏桂芍杏苡茯艮半夏炙草八味成方

北杏仁　茯苓　苡仁　半夏

桂枝木　石膏　白芍　炙草

案云冬溫陽不潛伏。伏飲上泛。仲景云、脈沉屬飲。面色鮮明為飲。飲家而咳。當治其飲不當治其咳。痰飲時發。中陽必傷。中焦陽微斯濁陰乃踞舍痰治本。苓桂术薑。苡仁澤瀉、丸薑棗湯。

於朮　桂枝　茯苓　淡薑渣

苡仁　澤瀉　薑棗湯法丸

案云、自述遇冷或飢病來。其為陽氣受病何疑、不必見痰搜逐。但護中焦脾胃。使陽氣健運不息。陰濁痰涎。焉有竊踞之理。

中陽不運。治脾爲君。苓桂朮甘。湯名配入二陳。

茯苓　桂枝　於朮　甘草

半夏　陳皮　粳米粥水法丸

案云脈沉爲痰飲。是陽氣不足。濁陰欲蔽當以理脾爲先。俾中陽默運。即仲景外飲治脾之意。

舌白不渴。咳逆非飲而何。杏苡苓夏。桂草同科。乾薑厚樸。宣溫藥和。

北杏仁　雲茯苓　淡乾薑　厚樸

生苡仁　製半夏　炒桂枝　炙草

案中本案數下十案。高年久嗽。脈象弦大。寤不成寐。案云。乃陽氣微漓。濁飲上泛。用仲景法進溫藥和之。本方去夏樸乾薑加生薑大棗。杏苡苓各用三錢。桂枝生薑各一錢。炙草四分。大棗二枚。

外飲治脾。桂苓甘味。湯名內外飲可統治內飲治腎。熟附都氣。湯名加入胡桃本案方加入用九味須記。

桂枝　茯苓　炙草　五味

此桂苓甘味湯。與桂苓朮甘。外臺茯苓飲。皆是外飲治脾法。

熟地　萸肉　丹皮　五味子　胡桃

茯苓　山藥　澤瀉　熟附子

此熟附都氣丸。本方無胡桃與腎氣丸。真武湯。皆是內飲治腎法。

案云。昔肥今瘦爲飲。仲景云。脈沉而弦。是爲飲家。男子向老。下元先虧。氣不收攝。則痰飲上泛。飲與氣湧斯爲咳矣。着枕咳嗆。因身體卧着。上氣不下。必下衝上逆。其痰飲伏於至陰之界。腎臟絡病無疑。

腎虛不納。五液化痰。上泛喘咳。暫時撤飲。桂苓味甘。

桂枝　茯苓　五味　炙草

家云宜常服八味丸以收納陰中之陽

飲濁上僭喘嗽氣衝（症兼脘脇痞阻）薑芍五味杏草苓同桂枝牡蠣相配精工

桂枝木七分　白芍一錢　乾薑一錢　五味（一錢同薑搗）

生牡蠣三錢　茯苓三錢　炙草五分　杏仁（一錢半）

痰飲已憑（連下句作一句讀）眞武泄濁（初治方法）轉健中陽再資納穀附子朮參澤瀉雲茯

人參　熟附子　澤瀉

於朮　雲茯苓

案云眞武泄濁脘通思食能寐昨宵已有渴欲飲水之狀考金匱云渴者飲邪欲去也當健補中陽以資納穀

陽微惡寒脈弦右濡飲濁上干咳吐涎沫扶陽乃安生薑熟附參苓棗餐

人參　熟附子　南棗肉

茯苓　生薑汁

案云喻嘉言謂濁陰上加於天非離照當空氛霧焉

能退避。反以地黃五味陰藥附和其陰。陰霾沖逆肆空。飲邪滔天莫制。議以仲景熟附配生薑法。掃羣陰以驅飲邪。維陽氣以立基本。

脈弱無神。咳逆不已。用眞武湯尤換參美。

人參一錢　熟附子三錢　白芍三錢

茯苓五錢　生老薑三錢

南邑郭巨卿世伯。年六十餘。每患痰飲咳嗽。余遵仲聖外飲治脾法。用桂苓朮甘湯屢效。去年冬復患飲邪喘嗽。入夜益甚。（夜屬陰。飲爲陰邪。故益甚。）睡難着枕。足微腫。兩寸浮而微兩關左尺沉而弦右尺沉而弱此仍屬陽微濁踞陰無陽無以化也議通陽逐飲即用先生此眞武加參法治煎好泡甜肉桂五分因足腫故加桂助附子以益陽消陰一早煎服至晚諸恙稍安畧思納穀明早診議兼遵仲聖內飲治腎法早飯前先吞金匱腎氣丸四錢用胡桃肉四錢北麗參生薑各三錢煎湯送下午後仍用眞武加參桂方原方白朮不減去酌用二錢每日悉依此法早服丸子午後服湯劑調治十餘日脈症悉平今年交夏雨水太多潮溼氣蒸之時人身臟腑應之

脾陽因之受困更嗜肉湯脾喜燥而惡濕湯水更助時令濕氣因復患飲邪喘嗽漸跗腫腹大其堂姪通醫初用附都氣作湯劑連服二帖不效繼用余去年冬早用腎氣午後用眞武加參桂二法亦不應遂邀余復診脈浮之微沉之弱此脾腎之陽太虛而無由化水余議姑停滲泄之品如三方之車前丹澤苓芍牛膝專取溫補以維持二臟之陽氣令眞陽充足而氣自化水自行用正土木人參一錢另燉白朮一兩熟川附子八錢二味煎好取清湯泡正安邊肉桂七分再冲入參湯同服連服約十帖而諸恙始

安余念其飲邪反覆愈而復發因即將去年治驗法訂下丸方二令其常服早吞金匱腎氣丸三錢淡鹽湯下晚吞眞武原方加參丸三錢炒米泡湯下眞武丸用生薑汁二兩煮粳米糊爲丸守此法調養年餘痰嗽亦漸疎而漸愈

咳喘飲邪臥枕難着膀胱不輸氣化不通降腎陽亦弱青龍湯删麻辛甘芍加杏棗苓腎氣先嚼

桂枝　半夏　五味　生薑

茯苓　杏仁　大棗

案云、肺主出氣、腎主納氣、二臟失司、出納失職、議早進腎氣丸三錢、以納少陰、腎晚用小青龍法、滌飲以通太陽經腑、此皆聖人內飲治法、與亂投腻補者有間矣

飲家咳嗽、治飲爲君、青龍越婢、二方合用、刪去麻辛、

桂枝　半夏　乾薑　五味

杏仁　石膏　茯苓　白芍

案云、形盛面亮、脈沉弦、此屬痰飲內聚、暮夜屬陰、喘不得卧、仲景謂飲家而咳、當治其飲、不當治咳、今胸

滿腹脹。小水不利當開太陽以導飲逆。小青龍去麻辛合越婢。

小水不利。下肢腫浮漸上急開太陽。皆因太陽經氣不開着枕氣逆。飲邪爲殃。濁飲上干方議加減小青龍湯。夏味苓杏桂枝乾薑。

桂枝。朮　製半夏　雲茯苓

淡乾薑　五味子　北杏仁

案云急用小青龍法使膀胱之氣無阻礙。濁飲痰氣自無逆冲之患矣

中虛濕聚熱蘊痰盤。微苦清滲服之自安。參苓陳夏枳

實苡餐重用金斛煑汁爲丸。

人參二兩　老陳皮二兩　生苡仁四兩　舊枳實一兩

茯苓四兩　製半夏二兩　大金釵斛八兩　煑汁爲丸

痰飲挾燥喉癢而咳。花粉杏仁苓夏貝橘。

杏仁　茯苓　象貝母

花粉　橘紅　半夏麴

清陽少旋支脈結飲。通胸中陽。薤白薑品。桂枝蔞皮夏苓同嗽。

乾薤白　瓜蔞皮　製半夏

桂枝木　生薑汁　結雲苓

案中本案下一案治楊症案云頭中冷痛食入不消。筋脈中常似掣痛此皆陽微不主流行。痰飲日多氣隧日結致四末時冷先以微通胸中之陽。即用此六味方治。又腫脹門治陳案食入不運。停留上脘。腹形脹滿亦用此六味方治。

絡中宿飲上泛咳逆小青龍湯去辛不食。

桂枝　白芍　半夏　生薑

麻黃　五味　炙草

案云病名哮喘伏飲其痰飲聚於臟之外絡脈之中故凡遇風冷或曝烈日或煩勞擾動絡中宿飲而氣逆咳嗽即發

鬱

心脾氣結神識不清利竅益氣久鬱法程棗仁菖遠龍骨參苓

人參　生龍骨　棗仁

茯神　石菖蒲　遠志

氣鬱不舒。噯則少寬。木達可除。逍遥去朮香附加諸。

當歸　雲苓　柴胡　生薑

白芍　炙草　薄荷　香附

鬱傷五志。氣火戕陰。膠地斛豆丹元二參。

阿膠　丹參　大金釵斛

生地　元參　黑穞豆皮

案云。鬱勃日久。五志氣火上升。胃氣逆則脘悶不飢。肝陽上僭。風火凌竅。必旋暈咽痺。自覺冷者。非眞寒也。皆風痺不通之象。病能篇以諸禁鼓慄屬火。丹溪謂上升之氣從肝胆相火。非無據矣。

右脇板痛脈左濇右弦血絡鬱傷。歸桃楝索鬱金降香。

川楝子　炒桃仁　鬱金

延胡索　當歸鬚　降香

案云。此屬有年鬱傷。治當宣通脈絡。

氣血鬱痺。經絡不通。鈎藤白蒺。澤蘭川芎。丹梔香附。薑黃麯同

白蒺藜　雙鈎藤　六神麯

澤蘭葉　小川芎　片薑黃

粉丹皮　山梔子　生香附

案云凡久鬱氣血必不行。升降皆鈍。外涼内熱。骨節沉痛。肌腫腹膨。膚腠無汗。用藥務在宣通五鬱六鬱大旨。氣血皆鬱。條達爲君。旋覆花湯。加桃栢仁。

旋覆花　新絳緯　青葱管

栢子仁　炒桃仁

案云驚惶忿怒。都主肝陽上冒。血沸氣滯。瘀濁宜宣通以就下。因悞投止塞。舊瘀不清。新血又瘀絡中。究竟肝胆氣血皆欝。仍宜條達宣揚。

肝火

肝胆風火上欝。清空頭面筋掣。清散當宗。羚羊犀角梔翹蔓。同蓮薄二梗。配菊精工

羚羊角　山梔　荷葉梗　青菊葉

犀角　連翹　薄荷梗　瓜蔞皮

頭痛神煩。忽然而至。五行中最迅者莫若風火肝爲風火臟凡病來迅速俱屬肝經主病

肝腎陰虛。風陽易熾。二膠二冬。參神地味。

龜膠　天冬　人參　熟地
阿膠　麥冬　茯神　五味

案云當大滋腎母以醒肝子。補胃陰以杜木火乘侮。

大忌苦寒發散。

不寐

少陽鬱火。欲寐不可。二陳去甘。桑丹鈎佐。

半夏　橘紅　粉丹皮
茯苓　鈎藤　冬桑葉

陽不交陰、不寐難堪、棗仁湯煎、小麥同使

棗仁　知母　炙草

茯神　川芎　小麥

陰液內耗。厥陽上升。寤不成寐。尫羸其形。酸棗仁湯煎服相應。

棗仁三錢炒黑勿研　生甘草五分　知母一錢半

雲茯神三錢切塊　製川芎五分

案云。脈細數濇。肝陽化火化風。燔燥煽動。此屬陰損。最不易治。姑與仲景酸棗仁湯。

津液重傷。因精泄復洞瀉厥陽暴熾。胃逆欲嘔。食入欲嘔神躁無寐。

用棗仁湯川芎刪棄。

棗仁五錢　茯苓二錢　知母二錢　炙草五分

附倣先生法

嘈

治驗案一段

陽升嘈雜。甘涼治之冬地神斛栢仁豆皮

大麥冬三錢　結茯神三錢　大金斛三錢

大生地三錢　栢子仁一錢　黑豆皮三錢

血虛心嘈。養營法好。二冬、地貞芍麻苓草。

生地三錢　天冬二錢　麥冬三錢　女貞子三錢
麻仁四錢　茯神三錢　炙草五分　白芍一錢半

吾友呂君石琴內患嘈症。經來嘈甚。血去陰液愈傷。延醫某治。不曉其爲嘈雜症。謂脾胃弱不能多食。故善飢耳。治當補脾。脾旺食多。何至有善飢之患。用大劑香砂二陳六君進之。益嘈而日不欲食。且增渴飲便結困倦（朮草守中，香砂陳夏更燥傷津液故也）。邀余診。脈右浮數而虛。左弦細而濇。余曰。此嘈症也。由胃家津液不充。燥而生火。胃因欲得食以救其陰液陽津。故食進而嘈可暫止然津液既竭斷難以一食而即充故復思食耳中消症飢而可多食嘈雜症飢而僅可少食脾陰胃陰俱傷故也倘再失治即延爲三消噎膈症矣選藥必須甘涼濡潤以養脾胃之陰方合嘈症治法余即鈔先生此方酌加分錢進沖入甜梨汁一杯同服連進二帖畧安惟便仍結口仍渴轉方去女貞草芍加玉竹南杏各三錢烏梅一箇同煎沖入生白蜜一杯同服連進三帖便通渴止嘈雜亦畧減繼用人參固本湯與生脈散合方加減作小劑調養連服二十餘帖

而漸安，方用北麗參、麥冬、天冬各一錢。熟地、生地、雲茯神、栢子仁各一錢半。加五味子五粒。晒圓肉十粒同煎。

三消

能食善飢。渴飲日瘦。愁鬱火生。胃津當救。地、冬、知、膏、甘、芍合佑。

生地　知母　生白芍

麥冬　石膏　生甘草

案云心境愁鬱。內火自燃。乃消症大病。
肌肉瘦減。渴飲善飢。營絡虛熱。煩勞致之。地冬犀角。參
沙元宜。柿霜甘草。鮮地骨皮。

犀角三錢　白沙參二錢　鮮地骨皮三錢
麥冬二錢　元參心二錢　生細甘草四分
生地一兩　煎好調入正柿霜一錢服

案云。因久久煩勞。致心營肺衛之傷。漸損及乎中下。
按脈偏於左搏。營絡虛熱。故苦寒莫制其烈。甘補無
濟其虛。是中上二消之病　轉方用人參固本湯加

甜沙參。

肝風厥陽暴升莫遏。阻竅眩暈。犯胃消渴。知芍膏甘。膠地搜括。

石膏　生白芍　阿膠

知母　生甘草　生地

形瘦脈搏渴飲善飢。用玉女煎。三消可醫。

生石膏　白知母　牛膝肉

大熟地　大麥冬

案云此三消症也。古人謂入水無物不長。入火無物不消。河間每以益腎水。制心火除腸胃激烈之燥。濟身中津液之枯。是眞治法。

此症先生案僅存十段。余評琴醫畧引述各家治法頗詳。當參考之。

余治姻眷陳許氏。年四十。消渴善飢。頻飲頻溺。下如膏脂。此症兼三消。而下消尤甚。氏有弟業醫。治主苦寒。氏前四年曾患左肩膊痛。牽引左脇左臂。述痛在根皮不入骨裏每日亥子痛發。亥巳痛止。紛治罔效。余治之而瘥。方用刺蒺藜白沙參黃芪皮各三錢。川楝皮海桐

皮當歸鬚人參鬚各一錢半人參葉羚羊角桂枝梢各七分連服四帖遂安此番因專信余主治。不依苦寒治法

脈診兩尺弱寸關浮數而軟余曰寸盛尺弱可知陽亢實本乎陰虧熱淫皆由於液涸議救焚而法主壯水更佐以固攝腎氣右尺弱則真火亦衰左尺弱真陰竭復議丸法助少火以蒸化。桂附溫動少火益人之灌溉一身全賴兩腎中水火少火能生氣氣蒸化水則真水自升而渴自止矣方擬麗參生地熟地天冬麥冬杞子各三錢蜜炙烏梅肉蜜炙五味子各五分生杜仲覆盆

子各一錢。山藥四錢。日進二帖。早煎劑送下加減附

桂八味丸四錢。早飯後煎劑去天冬。加甜雪梨乾一

兩。如湯味仍覺酸翻入生白蜜同飲令酸甘適口方可化陰用寬湯煎、逐杯漫飲

代茶。如湯藥飲盡仍渴。再將二藥渣合煎。飲守二法

調養五日。諸恙減過半。再診藥改日進一帖。用飯後

煎代茶方。丸改日服三錢。早用豬精肉羹送下。或加冬、蟲

草同煎。或玉竹沙參仍守法調養十餘日。而諸恙漸瘳。加減附

桂八味丸方。熟地三兩。山藥二兩。萸肉五味麥冬、各

一兩。茯苓丹皮澤瀉各八錢。甜玉桂熟附子各五錢。

蜜小丸。下消症飲一溲一尚可治飲一溲二難治矣

脾癉

無形氣傷。熱邪蘊結。不食不飢。甘甜滿舌。薑連芩參枳實芍啜。

人參　淡乾薑　枳實

雲連　淡黃芩　白芍

案云。口甘一症。內經稱爲脾癉。中氣困鈍。不得轉運可知。

脾癉古甜癉即熱之謂，中虛伏熱，參薑連梔花粉橘列枳實

竹茹丹皮同啜。

人參　山梔　川枳實

黃連　花粉　鮮竹茹

生薑　橘紅　粉丹皮

案云，口甜是脾胃伏熱未清。宜用温胆湯法。

卷五終

許琴書屋葉案括要卷六

番禺潘名熊蘭坪纂　男　龍章雲臺　鸞章翅霓　校刊

瘧

附倣先生法

治驗案五段

陰氣先傷陽氣獨發單熱無寒名爲癉瘧癉瘧治同案云當與金匱癉瘧同例

暑伏當察症因伏暑內動知母地冬竹葉生搗梨汁蔗漿元參

並列癉瘧

細生地　鮮竹葉　梨汁　蔗漿

大麥冬　白知母　元參

溫瘧熱多（或但熱無寒、或微寒多熱）柴葛難痊。（總柴葛足六經之藥）桂枝白虎。足起沉痾。

石膏　知母　粳米　甘草　桂枝

案云、按仲景云、脈如平人、但熱無寒、骨節煩疼、微嘔而渴者、病名溫瘧。桂枝白虎湯主之。又論方云、口鼻吸暑、暑者邪輕者、初不發病。秋深氣涼、外束裏熱、欲出與營衛二氣交行、邪與二氣遇觸、斯爲熱起、臨解必有微汗者、氣邪兩泄。然邪不盡、則混處氣血中矣。故聖人立法、以石膏辛寒清氣分之伏熱、佐入桂枝辛甘温之輕揚引導涼藥以通營衛兼知母專理陽明獨勝之熱。而手太陰肺亦得秋金肅降之司甘草粳米和胃陰以生津。此一舉兼備。

暑瘧脈虛煩渴舌黃。暑熱不解為瘧兼見身痛心腹中熱躁 麥冬竹葉。人

白虎湯 暑瘧

石膏 生甘草 連心麥冬

知母 炒粳米 鮮大竹葉

脘悶痰多 且汗多身熱 伏暑內熾。間日瘧成。表藥當棄。忌用風寒表藥。苓蔻滑知夏樸佐使。薑皮杏通。九味同治。

淡黃芩　白知母　瓜蔞皮

白蔻仁　製半夏　北杏仁

川滑石　川厚樸　白通草

濕瘧間日寒熱俱微。杏仁滑石茵陳茯苓皮半夏厚樸。草果桂枝（濕瘧）

北杏三錢　川厚樸一錢　桂枝木五分　製半夏一錢半

草果八分　茯苓皮三錢　川滑石三錢　綿茵陳一錢半

舌白身疼。口渴自利。瘧屬濕溫。柴葛最忌。（仲景有濕家忌汗之律）杏蔻滑芩。鬱防合治（濕熱）

光杏仁　川滑石　鬱金
白蔻仁　淡黃芩　防己
口渴汗泄。瘧來日遲。大傷陰氣。因寒熱過多剛補勿施。倣何
人飲二味煎之。
人參　何首烏
瘧發背冷。非四肢起。太陽必虛。汗故不已。人參桂枝湯名
加熟附子。
人參　熟附子　炙草　生薑
白芍　桂枝木　大棗

案云，建中法甚安。初服方用知營衛二氣交餒。夫太陽行身之背，瘧發背冷。不由四肢，是少陰之陽不營太陽。此汗大泄不已矣。孰謂非柴葛傷陽之咎歟。議用人參桂枝湯。加熟附子。

瘧傷不復。通補當宗。陽維爲病。鹿角蓯蓉歸茴杜仲香附苓芎

淡蓯蓉　當歸　小茴　川芎

鹿角霜　杜仲　香附　茯苓

案云，內經謂陽維爲病苦寒熱。綱維無以振頓四肢

骨節疼痛。議通入脈以和補

瘧發多汗攻表。休商舌白不渴。理脾胃艮。知母草果。夏樸杏薑脾胃陽虛

知母　炒半夏　北杏仁

草果　川厚樸　生薑汁

案云。邪伏於裏。積久而發。道路已遠。未能日有寒熱。汗出不解。攻表無謂。舌白不喜飲。治在太陰陽明二經

瘧久陰損瘧已半年無汗熱微。地膠冬芍麻甘桂枝陰虛

大生地三錢　麥冬一錢半　生白芍一錢　甘草四分炙黑

火麻仁一錢　阿膠一錢半　桂枝大四分

案云，此頭痛是陽氣浮越。心痛如飢，晡熱，都是陰虛脈數渴飲。瘧來日遲，邪墜於陰。故汗多不解熱來小便頻數，陰藥合

成勞病樣。方本復脈湯去參薑棗加白芍

施。當清陰分之熱，以救津液。桃仁草果。鱉地粉知。

鱉甲　知母　草果

生地　花粉　桃仁

汗解渴飲。暮熱早涼。脈左弦者。治在少陽。清陰蒿鱉粉

母渴艮丹皮桑葉瀉胆偏長

鱉甲　知母　丹皮

青蒿　花粉　桑葉

瘧熱傷陰小溲痛淋地芩丹澤鱉母扶陰

鱉甲　知母　茯苓

生地　丹皮　澤瀉

瘧汗不解心下有形自按則痛邪結未清蠣芩蜀漆薑

桂粉并

生左牡蠣　桂枝　薑汁

炒黑蜀漆　黃芩　花粉

案云邪結肺痺心下痞結不通此非關悞下結胸陷胸等法未妥況舌白渴飲邪在氣分倣仲景耎堅開痞醫見瘧治瘧焉得中病

心瘧煩渴熱多譫昏脈弱舌赤邊赤心黃犀冬翹君銀花竹葉元參皆臣。

犀角　連翹　元參心

麥冬　銀花　鮮竹葉

案云是心經熱瘧醫投發散消導津劫液涸痙厥至

矣

肺瘧渴飲咳嗽所因背寒舌白（寒從背起）寸大更真桂枝白虎湯名加北杏仁

石膏　粳米　桂枝

知母　甘草　北杏

脾瘧不渴寒熱嘔痰草果知母桂梅治堪生薑半夏酸辛合參

草果　桂枝　生薑

知母　烏梅　半夏

案云寒起嘔痰熱久不渴多煩乃中焦之邪仍以太陰脾法

開口寒熱嘔吐痰涎脈虛不食攻表不然參夏薑汁草果橘煎加芩知母寒熱無偏

人參　草果　知母　薑汁

半夏　橘紅　黄芩

案云瘧邪大犯脾胃故不飢不食脈虛舌白治在太陰不必攻表

脈濡寒熱瘧日遲來腹滿肢冷四肢不暖腹微滿太陰治該是太

陰脾瘧用露薑飲升陽法佳

人參一錢 生薑一錢 煎好露一宿溫暖服

肝瘧先厥下出蚘蟲腹鳴嘔逆脘痞不適二薑連桂梅芍苓同

川連 淡乾薑 桂枝 烏梅肉

黃芩 生薑汁 白芍 秋露水煎

溫瘧雖止腰痛漫斟休速治腎腰者腎之腑先理胃陰俾得安穀再商治腎瓜梅知母二麥沙參

甜白沙參三錢 大麥冬一錢 大麥仁三錢

蜜炙知母一錢　川木瓜七分　烏梅肉三分

順邑鍾蘊山明經，秋冬間咳嗽吐血。余治以鎮衝脈，養胃陰十餘劑，始得血咳盡止，胃漸旺。繼復用滋培肝腎臟陰，又十餘劑，以爲春深升泄計矣。故今春血不復來。據述每年春後多發。交夏暑天氣炎酷，汗泄渴飲不思食。陰不足者暑酷多患此恙，明理者須爲預防作益氣保水之計。漸起咳嗽。復館省垣，就余診治。來省日舫子窓屏盡展，以快覽景迎風，因復感些暑風。是晚身即發熱，按其脈右寸關浮數而軟，知其肺陰胃汁未免因暑熱氣泄受傷，津傷斯氣愈泄陽愈浮而爲汗爲咳矣氣泄陽浮身亦憒熱縱暑風發熱而微汗時泄亦斷無攻表之理方議益氣養津佐以清暑熱北麗參知母各一錢連心麥冬抱心茯神各一錢半五味子三分生甘草五分人參葉八分鮮老荷葉三錢服二帖身熱漸退諸恙畧安再方去參葉荷葉加棗仁一錢川貝母一錢半仍八味煎另用鮮蓮子肉生南扁豆各五錢麗參一錢茯神麥冬各二錢五味子烏梅肉各二分雪梨乾一兩寬湯煎代茶逐杯漫飲守二法調養五日汗渴咳止胃畧醒轉方專理胃

陰以冀加穀用先生此方酌加分錢更加入麗參茯神各一錢半服四五帖卽安常

虛瘧慮脫進救逆湯參甘龍牡桂漆棗薑

人參　生龍骨　桂枝木　南棗

炙草　生牡蠣　炒蜀漆　煨薑

秦云體豐色白陽氣本虛夏秋伏暑挾痰飲爲瘧寒熱夜作邪已入陰冷汗頻出陽氣益傷今診得脈小無力舌色白虛象已著恐延厥脫之慮擬進救逆湯法

瘧汗嘔逆。都令陽升不食不寐。肝氣未平。沙參知母。麥冬。滋清。陳皮烏梅。沖穀露。應

白知母　北沙參　老陳皮

大麥冬　烏梅肉　新穀露沖服

案云胃氣不降則不食。陽不下潛則無寐。肝風內震則火升心熱。法當和胃陽（和陽者益陰以和之也）平肝氣肝平胃醒。必食進能寐矣。

瘧脈沉濇。脘痞不通。（中脘痞結）連芩夏枳薑汁橘紅。

川連　黃芩　生薑汁

半夏　枳實　化橘紅

案云此屬裏症用瀉心法。先生治瘧凡兼胸脘痞結者多用瀉心案中本案數上十五段治金症案云强治瘧疾裏邪痞結心下水飲皆嘔吐無餘。病在胃口之上老年陽衰防其呃厥舍瀉心之外無專方藥亦六味。有人參乾薑而無橘紅薑汁又金案下治馬症案云瘧半月不止左脇下已有瘧母寒熱時必氣痞嘔逆乃肝邪乘胃有邪陷厥陰之象。擬進瀉心法。方與金案方同瘧發痢加。熱陷下痢中痞不欲食芩連銀花。參歸陳實。乾薑芍查。

人參　炒當歸　乾薑　銀花

川連　生白芍　陳皮

黃芩　炒查肉　枳實

瘧邪內陷變成陰瘧久延成勞。鱉甲山甲查附丹桃。

生鱉甲一兩　生香附一錢半　炒丹皮一錢

炒山甲三錢　山查肉一錢半　炒桃仁三錢

左脇瘧母。氣血結故。通絡宜之。桃仁枯草。鱉蠣金鈴。丹皮並好

生鱉甲 金鈴子 炒桃仁

生牡蠣 粉丹皮 夏枯草

左脇瘧。母瘧反覆故。鱉蠣攻堅。桃查破痼。柴延二胡。當歸用鬚。桂枝青皮。立方超高。

生鱉甲 炒桃仁 柴胡梢

生牡蠣 炒查肉 桂枝木

當歸鬚 炒延胡 小青皮

經年老瘧。瘧母已成蠣桃蜀漆。歸鬚桂丁

生牡蠣三錢 桃仁二錢 當歸鬚二錢

炒蜀漆一錢　桂枝五分　公丁香三粒

案云經年老瘧左脇已結瘧母。邪已入絡，與氣血膠結成形區區表裏解散之藥焉得入絡通血脈攻堅壘佐以辛香是絡病大旨

虛人患瘧補正為先補正難痊破瘀當然，瘧久盤踞必有凝痰積血

歸尾桃桂蜀漆炒煎柴蒿果夏痰瘀袪全

桃仁一錢半炒　歸尾一錢半　桂枝一錢　草果八分

蜀漆一錢炒黑　製半夏一錢　柴胡七分　青蒿一錢

先生云虛者以補正為先補正不應。法當破血此言

堪爲後學治瘧法程。然不獨瘧症然也凡一切温邪
暑熱。從三焦氣分屢治不效亦當於血絡間求之所
謂久病必入絡也
余一周友醫家也。其子四歲。初感暑風微咳後漸發
熱。從三焦氣分主治約十餘劑不效邀余相商閱其
日間服方用冬瓜皮地骨皮鈎藤青蒿六一散鮮荷
葉邊立法已屬不差詢而知其熱漸歸於夜舌尖紅
因即是方畧加入些走血絡間藥銀花一錢紅花三
分桃仁七粒。合周君原方共九味煎。另磨犀角汁些

少冲服一劑熱減二劑熱退　又琴師黃熠南廣文體虛久瘧自秋初至冬杪由一日間日漸至四日一發藥多服補中益氣理中等余適攜琴過訪按其脈左弦重按濇結余遵補正不應法當破血之訓即將先生此方酌加分錢進至期瘧不作越一期復起問述左脇近有軟塊知已成瘧母至期日仍遵先生方加鱉甲五錢同煎至期瘧亦不作余曰瘧母未除瘧終必發或遲速耳邪氣與痰瘀已膠結成形安能無治而愈因訂一輕劑囑其每月必服一帖至瘧期日

仍須早三箇時辰服前瘧期加鱉甲五錢之方廣文依法連日服藥調治三期瘧母漸除瘧不復作自訂輕劑用生左牡蠣生鱉甲各三錢夏枯草當歸鬚各一錢半炒桃仁一錢炒芥子八分桂枝去皮青皮醋炒各四分

陰瘧多汗下焦冷升陽法宜三陰瘧案中多用此升陽方法加減治之加茸去芍參歸桂枝

人參　當歸　炙草　大棗

鹿茸　桂枝　生薑

方即參歸桂枝湯去芍加鹿茸、

三瘧腹脹。不渴嘔水溫通乃宜。溫脾通胃以疏裏邪勿用表散。脾胃並

醫。邪在脾胃之絡果苓薑樸蜀漆桂枝。

草果　粗桂枝　生薑

厚樸　炒蜀漆　茯苓

再轉方案云溫脾通胃得效。前方去草果茯苓。加生

於朮淡附子。

三陰脾瘧。曾服露薑。寒止熱盛加烏梅艮。

人參一錢　生薑一錢　烏梅肉五分

煎好露一宿明日一早温暖服。

案云三瘧脾發用露薑法寒止熱盛。加入烏梅肉五分。取其酸味以和陰。謂其瘧久陰亦傷耳

陰陽並虛。瘧轉間日養正托邪兩者無失參附桂枝。龍牡蜀漆。草棗生薑。立方法密

人參一錢另燉　淡附子五分　炙草五分

生龍骨四錢　桂枝梢七分　南棗二枚

生牡蠣四錢　蜀漆七分炒黑　生薑一錢

案云陽虛陰亦傷損。虛邪漸入陰分。間日最多延入

三日陰瘧遺泄久。陰不復早服金匱腎氣丸四五錢。午前進鎮陽提邪方法。兩路收拾陰陽仍有洩邪功能使托邪養正。兩無妨礙　又方論云此仲景救逆湯法也。龍屬陽入肝。蠣屬陰入腎收濇重鎮。臟眞自固。然二者頑鈍呆滯。藉桂枝以入表。附子以入裏。蜀漆飛入經絡。引其固濇之性。趨走護陽。使人參甘草以補中。陽薑棗以和營衛也

琶洲鄭君紹暢。知醫者也。患三日瘧。自服疏肝益腎數劑。漸寒多於熱。繼服補中益氣數劑。又熱多於寒。

就余相商。又述近日寐則神魂飄蕩，夢多紛紜，莫記。余按其脈，右弱，左畧浮弦而不鼓。余曰：魂夢不安者，多服升柴升舉，陽浮不潛所致耳。即鈔先生此方，酌加分錢。原方無 更加入硃砂拌連心麥冬一錢、烏梅肉三分，共十一味與服。瘧減八九。至期日再服一劑，瘧不復作。

後又鄭君姻戚之母，因隣近火災驚恐，兩脇即覺不舒。越數日，復漸覺微脹微痛，痛時周身麻痺，倏寒倏熱，兩足微冷，神識畧昏。邀余同往診視，脈得左弦右虛。余曰：此因驚動肝，因恐傷腎，致肝腎風陽突起。襲絡阻竅。故脹痛麻痺復上升而直乘土位。致脾營胃衛不和而寒熱作陽浮不僭而腿足冷脾胃虛餒。又無以鎮壓之。因更上擾心包。故神識不清故變生諸恙耳。君前月愈瘧方。曷不自與服之。笑曰。豈一方而凡病可愈者。余曰姑試之。即用前加麥冬烏梅十一味方。分錢無加減。但酌用黑豆湯代水煎藥。服時調入珍珠末三分。一帖諸恙減。再診仍將十一味方去桂枝蜀漆烏梅。加茯神栢子仁各二錢。仍用黑豆湯代水。調珍珠末服。又再方復減生薑附子連服三帖全愈。

泄瀉

附倣先生法
治驗案二段

暑濕成瀉溺少腹鳴。和中導濕。湯用胃苓

生白朮　雲茯苓　川厚樸

炮蒼朮　木豬苓　老陳皮

桂枝木　閩澤瀉　生甘草

案云、腑陽不司分利。先宜導濕和中宜胃苓湯。

秋暑穢濁氣從吸入。寒熱如瘧上咳痰下洞泄小水短赤芳香辟穢。分利滲濕、藿樸二苓。木瓜瀉合、滑石陳甘、檀香用汁。

藿香　茯苓　木瓜　滑石　甘草梢

厚樸　豬苓　澤瀉　陳皮　檀香汁

氣滯爲脹。濕鬱爲瀉。主以分消。樸查炒者陳皮腹皮益智苓瀉。

炒厚樸　陳皮　煨益智　澤瀉

炒查肉　腹皮　雲茯苓

濕瀉之後。腹膨。食少。健中運濕。朮樸陳巧。扁豆木瓜。穀瀉苓好。

焦白朮炭　木瓜　茯苓　澤瀉

炒南扁豆　厚樸　陳皮　穀芽

微滯即瀉。陽不宣通。中陽不運瀉防二活。加入異功。散名

人參　茯苓　陳皮　羌活　澤瀉

白朮　炙草　防風　獨活

案云脈沉緩。肌肉豐盛。是水土禀質。陽氣少於運行。水穀聚濕。布及經絡。水濕交混。總以太陰脾臟調理。若不中竅。恐防脹病。

泄瀉不運能食不化治在太陰。胃主納脾主運附薑砂益。茯苓人參。

人參一錢另燉　熟附子三錢　春砂仁一錢半

茯苓四錢切塊　川乾薑一錢　益智仁一錢半

案云此臟爲柔臟。陽動則能運。凡陰藥取味皆靜。歸地之屬反助病矣。

鄒燕天比部之母凡飲肉湯或粉麵食。必胃滿腹脹泄瀉。脈沉弱或沉遲或沉緩每見脈症。總屬臟腑虛寒。中陽不運。余慣將先生此方酌加分錢。原方無參分錢用正野山土木參再加米炒防黨一兩以助人參之力每服輒效。間或氣太滯。則春砂或益智分錢倍用脾太弱則加土炒於朮四五錢以補脾。咽乾畧有渴意祇加木瓜一二錢以和胃陰便合。十餘年守此法治屢進屢效。偶一次復患泄瀉兼見口苦兩目自覺熱氣上升。神倦睡不成寐。咽乾不喜飲。一醫用清補劑益甚，且增腹脹痰嗽。延余治。依然診得平素沉弱之脈。余仍將先生此方依舊分錢。加米炒防黨八錢進。明日復到診。咳脹泄瀉稍安。惟口苦咽乾目氣熱無減。余記先生曾論一疸症云此非濕熱之疸。乃脾液外越而發黃。用補脾劑治。余因思脾虛有液外越而發黃。胆虛獨無液外越而口苦者乎。發黃為脾經熱口苦為胆經熱因此推之即兩目熱氣亦肝經虛而虛陽外越上浮所致耳因即將昨日服方再加吳萸二錢棗仁炒黑五錢木瓜蜜酒炒一錢半共十味進一帖諸恙俱安又其生平炙芪炙草歸地概不能受先生斯案所謂取味藥皆靜陽氣不足者反助其病即比部合堂服藥計之先生之語誠非虛也

咽乾欲嘔食納即瀉腹痛參米訶皮芍焦草炙

人參一錢半　焦白芍三錢　訶子皮七分

炙甘草五分　陳倉米三錢

案云此胃口大傷陰火內風劫爍津液當以肝胃同治用酸甘化陰方

久泄㵞穀扶土泄木畀功去甘瓜益炒熟

人參　茯苓　炒木瓜

焦朮　陳皮　炒益智

病後陰傷作瀉何藥炙草苓陳荷葉梅芍

烏梅肉　炙草　茯苓

生白芍　陳皮　荷葉

肝犯脾胃泄瀉腹疼四君苓去瓜蒐梅增

人參　木瓜　炒菟絲餅

焦朮　炙草　炒烏梅肉

案云。腹鳴泄瀉不止。乃風殘泄。都因木乘土位。東垣云。治脾胃必先制肝。倣此。

泄瀉兩載。飲食如常。胃氣未損。脾陽已傷。煖中佐運此法極良。茯苓二朮。菟絲炒香

於朮三錢　茅朮一錢半　茯苓三錢　炒香菟絲子四錢

友人何稻莊。日必瀉一二次。稍過食則二三次。症起三四年。自恃體豐（肥人陰有餘而陽常不足）納穀亦旺。不服藥調

理亦不節戒飲食。偶因過食魚膾日夜泄瀉無度。腹疠痛而痛不爲瀉後減。（痛而瀉瀉而痛減者食積瀉而痛不減者土衰木乘）瀉既多肛門亦因而下墜。（脫肛固屬脾虛下陷亦屬腎虛不攝蓋久瀉腎必虛也）遂邀余診。按其脈弱不鼓。余曰脾腎俱虛矣。用先生此方叅入分錢（原方無）再加炒陳皮炒白芍蜜炙防風肉荳汁炒木瓜各一錢共八味同煎。二帖病減。五帖安常。惟日或間日仍瀉一次較之平時其瀉減已過半矣。因復將先生原方四味依此分錢各十倍用獨加入炒焦五味子八錢用正飴糖爲小丸每日早飯前服三錢。晚飯前服二錢。用炒粳米泡清湯送下。服二料漸愈。再加北麗參三兩。茅朮減半。又連服三料。康健勝常。雖過食亦無泄瀉患矣

晨泄難忍（臨晚稍可寧耐）善食易飢。食仍難化。升降治之參朮附草歸芍同。醫薑榆二炭。升葛煨宜

人參　炮附子　炒當歸　炒白芍

於朮　炮薑炭　煨葛根

炙草　地榆炭　煨升麻

案云此脾胃陰陽不和也。讀東垣脾胃論。謂脾宜升

則運胃宜降則和。援引升降爲法。
腸風鳴震。泄利稍康。瀉時仍痛。溫通不妨。平胃散名加入。
附子大黃
生茅蒼朮三錢 炙甘草五分 厚樸一錢
生炮附子一錢 製大黃五分 陳皮一錢
案云都緣陽氣受傷故垢滯永不淸楚。必以溫通之
劑爲法。
脾腎不攝。五更瀉之已戢。補骨脂。味菟絲。建蓮山藥。炙
草同醫

巴戟肉　五味子　芡實　建蓮

菟絲子　補骨脂　山藥　炙草

産後不復瘕瀉腹疼菟絲鹿角茴炒仲生骨脂杞子茯苓合增。

炒菟絲子　鹿角霜　補骨脂　茯苓

炒黑小茴　生杜仲　炒杞子

腹鳴晨泄。煩勞傷陽。病已半載不慎經營法當固下。赤脂餘糧。人參五味泡淡乾薑

人參　禹餘糧　泡淡乾薑

五味　赤石脂

過食泄瀉。氣陷胃傷。參甘陳穀荷葛成方。

人參　陳皮　乾葛根

炙草　穀芽　荷葉蒂

凡小兒或大人脾胃弱者過食每有此患而小兒尤多脾陽更難於健運故也余倣先生方法加減治之多效。方中立法。參草以補中荷葛以升舉。陳皮穀芽以行滯如是而氣之陷者可升胃之傷者可復矣與祗知消食行滯者有間

痢 附倣先生法

治驗案三段

濕熱食積痢症所因檳查香樸連苓青陳。

川連　青皮　厚樸　山查炭

黃芩　陳皮　木香　檳榔汁

案云夏季痢症多是濕熱食積初起宜分消其邪。

痢因濕熱微嘔不飢欲便不爽藥從胃醫參苓薑芍連楝煎之

人參一錢　泡淡川乾薑五分　生白芍一錢半

茯苓三錢　吳萸炒川連四分　川楝子肉一錢

案云夏令濕熱伏邪。但事攻消。徒傷胃氣。斷難去病。今微嘔不飢不寐。大便欲解不通。是九竅六腑不和。總是胃病

潮熱下痢。芩連芍美。木瓜瀉苓。一服均止

川連　白芍　茯苓

黃芩　木瓜　澤瀉

案中本案數上十六案。潮熱自利腹痛。方用芩芍枳實桔梗檳榔汁木香汁治之

腸中濕滯。痢久食貴。茵芷栢秦藿苓六味

綿茵陳　藿香　茯苓皮

香白芷　黃栢　北秦皮

案云。痢經十年久病。飲食不減。腸中病也。酒客濕滯腸中。非風藥之辛。佐苦味入腸。何以勝濕逐熱。下痢膿血。先厥可詳。乃厥陰受熱　腹痛嘔惡。寒熱互傷。芩連丹芍銀花炮薑

炒銀花三錢　粉丹皮一錢去心　川連七分吳萸水炒

炮薑炭一錢　生白芍一錢半　淡黃芩

張士恒患痢兩月。下如膿血。或如黑豆汁。便下不爽。腹痛而時脹。醫藥攻滌補濇迭施。總歸罔效。邀余診左關沉弦。右關沉緩。此熱伏厥陰。肝濕鬱太陰脾。其兼見腹時脹者。即肝木乘脾之候。土病木必侮故也。議將先生方加入分錢。獨去黃芩。加酒炒木瓜一錢用黑芝蔴三錢厥陰下痢當佐柔潤黑豆一兩。煎湯代水。服二帖痛緩積稀。再服方加白朮當歸各一錢半。連木瓜共八味。仍用黑豆黑蔴湯代水。亦服二帖。諸恙漸減。其微渴煩食者。實由津液未充。又將再服方去連薑丹皮加鮮葛肉雲茯神各三錢。一升胃氣以生津。一滲脾濕而醒胃。連服四帖全愈。

裏急後重。腹痛便膿。秘塞不爽。秋患至冬。仍屬腸滯。法當宣通。大黄查榆青皮樸同。木香菀桔腸胃交攻。

炒黑地榆　製大黄　木香　紫菀

炒黑查肉　炒青皮　厚樸　桔梗

厥陰下利。宜柔宜通。潤劑病減。痛緩積稀。血虚有風。地膠丹芍銀花豆同

阿膠　生白芍　丹皮

生地　黑豆皮　銀花

血痢半截少腹疼痛六味地黃胡查炒用

生地　萸肉　丹皮　炒延胡

茯苓　山藥　澤瀉　炒查肉

久痢腹疼因而下血白朮芪歸查榆並刻陳樸羌防九味同啜。

生黃芪三錢　炒查肉二錢　陳皮一錢

生白朮三錢　炒地榆一錢　厚樸一錢

炒當歸一錢　防風根五分　羌活五分

痢帶瘀血。腹無痛癖。肛中氣墜。朮栢用應。樗榆炒黑查炭。須增佐理濕熱。銀花二苓。

炒黑樗根皮一兩　山查炭三錢　茅朮一錢　豬苓一錢半

炒黑地榆一錢半　炒銀花二錢　黃栢一錢　赤茯三錢

久痢腹痛畏寒。陽傷氣弱。食少腸滯堪詳。由於陽虛氣滯。六脈沉伏。溫通立方。大黃附子。苓朮樸香。

熟附子　茅蒼朮　厚樸

生大黃　雲茯苓　木香

肢厥脈微。微細下痢無度。陰濁勝陽。陽虛難護。脈氣欲絕。石脂

薑粳。三味名桃花湯。桃花合餔、

赤石脂三錢　炮薑二錢　粳米五錢炒香

省垣章清福姻伯。年五十患痢。夏延至冬。痢漸頻。日七八次。納穀漸減。余按其脈微弱不鼓。余卽將此桃花湯叅入分錢。遵先生堵截陽明一法。復思瀉利日久。腎經必傷。議更佐升固少陰。加入人參附子各一錢。二味名參附湯。能固守腎氣菟絲子三錢。升舉腎氣服三帖。痢減半。再加木瓜一錢。佐粳米以理胃陰白朮二錢。佐附子以理胃陽亦服三帖。胃漸醒。痢減八九。又將後服八味方。石脂炮薑各減半連服約十帖而痊。

下利厥逆煩躁面赤戴陽顯然。白通合食膽汁損陽人尿甚易。

泡生附子　川乾薑　葱白

煎好冲入人尿一杯

案云。脈微下利厥逆煩躁面赤戴陽顯然。少陰症格陽於上也。用白通湯去豬胆汁以胆汁亦損真陽也。

自利不渴。病屬太陰。胃虛少食。呃忒慣侵。氣衝上逆。土敗可尋。粳米炙草薑附人參。

人參　附子　乾薑　炙草　粳米

案云議用金匱附子粳米湯。本方去半夏大棗加人參乾薑

脈診沉微。痢紅紫黑。脾營虛寒不渴茶湯。太陰症不渴舌胎粉白。

當歸頭煎。乾薑炮喫。益智茯苓。芍生草炙。

當歸頭　益智仁　生白芍

炮乾薑　雲茯苓　炙甘草

痢瀉既久。腎液必傷。尻瘦肛墜。氣陷可詳。乃腎液內少而氣陷熟地五味。佐入餘糧

大熟地五錢　五味子一錢　禹餘糧石三錢

俞石芸患痢兩載，前此或作或止，今春漸頻，旋覺行動氣促，腰足無力，喉舌時涸，睡醒尤甚，便後氣墜肛門難收。幸胃安穀，脈診中候畧弦，而沉取則濡。此痢久傷腎陰，以致陰津不能上承（故喉舌涸）。且陰傷斯氣亦必下墜，而失收攝把握（故氣促無力肛墜）。余即用先生此方酌加分錢（原方無），更加菟絲子五錢以升舉少陰。服四帖，喉不涸，痢漸減。再加生杜仲、生首烏、製首烏各三錢，連服十餘帖，諸恙漸愈。

陰絡受傷，下午痢甚。地炭、石脂、阿膠、味、任、苓、瀉、建蓮、守陰合飲。

熟地炭　赤石脂　茯苓　澤瀉

清阿膠　五味子　建蓮

案云、陰絡受傷、下午黃昏爲甚。非治痢通套可效。大旨以守陰爲法。

下利暮熱。攝陰升陽。地歸查炭。防風根艮。升麻炒黑甘草同將。

熟地炭　炒黑升麻　防風根

當歸炭　炒黑甘草

山查炭　炒黑麥芽

案云脈左數下利腹不甚痛暮夜微熱所伏暑熱乘陰虛下陷是清熱理脾不效當攝陰升陽

酸甘化陰冬地參甘木瓜梅肉痢耗津甚

人參　生地　烏梅肉

麥冬　木瓜　炙甘草

氣衝食嘔液涸溲難痢傷陰液中下治安熟地芍味薑附苓餐

熟地　炮薑　附子

五味　白芍　茯苓

案云陰液涸。則小便不通。胃氣逆則厭食欲嘔。此皆痢之歘症也。治以中下二焦爲主。議理陰煎。

八脈無權。下失收攝。因起漏卮。治痢非法案云治本則宜治病則夯

參茸菟歸杜仲苓治。

人參二錢　生厚杜仲三錢　生沙苑一錢

鹿茸二錢　炒黑當歸三錢　結雲苓三錢

久痢肛墜。下焦腎虛。因失收攝。治胃何須。久痢治腎徒治脾胃無功

石脂地炭歸味查俱。

熟地炭　赤石脂　炒查肉

炒當歸　五味子

痢損臟腑、因痢久臟腑絡傷陰陽兩傷、少腹肛墜連兩腰胯脊髀痠痛脈絡已病、宜升奇陽參茸歸附、仲菟茴香、

人參　熟附子　炒當歸　小茴香

鹿茸　生杜仲　菟絲子

痢久氣陷門戶不藏、胃風亦襲、因胃弱內風亦乘襲舉陷乃匡、陷者舉之補中益氣、荷葉芎防、刪去柴朮、九味成方、

人參　黃芪　當歸　陳皮　升麻

炙草　白芍　防風　荷葉

腸澼白沫。肺氣下移。陽衰下陷。真氣欲離。參朮薑附草棗桂枝。

人參　黑於朮　桂枝木　大棗

炮薑　炮附子　炙甘草

案云腸澼下白沫者。肺氣下移。經言氣併於陰。猶云陽下陷也。又云脈沉則生。脈浮則危者。恐虛陽欲撤之象。而真氣欲離耳。

瘧疾熱氣內陷。變痢。中虛伏邪。脾胃氣衰。面浮肚膨。仍有裏急欲墜之象。和

解法治柴芩芍歸穀芽參餌山查丹皮方合佐使

黄芩　柴胡　人參　粉丹皮

當歸　白芍　穀芽　炒山查

噤口痢家芩連銀花木香用汁乾薑芍查

川連　黄芩　金銀花　木香汁

乾薑　白芍　炒山查

案云脈左細數右弦乾嘔不能納穀腹痛裏急後重痢積不爽此暑濕深入着腑勢屬噤口痢疾症非輕渺宜苦寒清解熱毒必痛緩胃開方免昏厥之變

此症乃熱氣自下上衝以致濕熱壅於胃口法不外清解其熱毒兼和其胃用白頭翁湯者欲從下泄也若熱已去而不食宜酌量用參苓白朮散加石菖蒲治之案中本案下治嬌案先生即用此散加減並服法皆妙當考

通腑之陽納穀便強參苓陳益砂菟炒香

人參　益智仁　炒菟絲餅

茯苓　老陳皮　炒砂仁末

案云下痢泄瀉後脈右弦大胃虛少納陽弱不司運

化。法當通腑之陽。

便血

附倣先生法

治驗案二段

陽虛腸紅苦寒勿攻苓朮丹澤。榆炭桑同。

生於朮　丹皮　冬桑葉

雲茯苓　澤瀉　地榆炭

洞瀉腸紅（陽虛寒濕）當刼胃水。（卽用理中湯法）薑附炭君。茅朮樸使。

附子炭　炮薑炭　茅蒼朮　川厚樸

濕勝中虛便血何如朮草歸芍防葛荷俱。

焦白朮　炒當歸　炒白芍　炙甘草

防風根　煨葛根　乾荷葉

便血脈數。芩芍地加。栢榆二炭。銀槐雙花。

生地三錢　銀花三錢　黃栢炭一錢　白芍一錢半

黃芩一錢　槐花一錢　地榆炭一錢

陰虛內熱。腸紅發頻。樗榆炒黑。地芍歸身。銀花丹茯。加入相因。

炒黑樗根皮一兩　炒生地三錢　歸身一錢　丹皮一錢

炒黑地榆一錢半　炒銀花二錢　白芍一錢　茯苓二錢

脈來濡小。陰液已傷。氣衰食少。瀉血便溏。欲闔陽明。此乃陽明不闔。固澀法。艮參梅瓜米赤石餘糧。

人參一錢另燉　炒烏梅二個　赤石脂三錢

炒粳米三錢　木瓜一錢半　禹餘糧三錢

案云春夏陽升陰弱。少攝。東垣益氣之屬升陽。恐陰液更損。議以甘酸固澀闔陽明立法

陳昭翁患腸紅。將十載。年發數次。不待治而自止。習以爲常。而無思患預防之計。偶便血復發。月餘未止。繼而洞泄大下。飲食減。精神憊。延余治。脈診右虛左

弱。即用先生此甘酸固濇闔陽明方法。酌加分錢原方分錢無存二帖血減過半再二帖仍未盡痊復將先生酸苦堅陰法兩方合用加萸肉炭五味炭黃栢炭地榆炭各八分。方見本案下段亦有石脂餘糧藥共六味用藕三兩元米五錢原方去粳米煎湯代水煎服。一帖全愈半載後復發仍慮洞下復邀診而為之預防。余與以丸方服之頗效後每發服之即止。漸至不復發。方用生首烏製首烏黑豆皮炒取各一兩。熟地炭萸肉炭五味炭各八錢。當歸炭炮薑炭黃栢炭地榆炭各五錢用藕汁黃粳米糊

爲小丸每服四錢早用麗參京柿湯送下或獨用血京柿湯止不服余製此丸後以之治便血多有效者因名爲藕汁十黑丸

便血易滯病在脾胃血統於脾健脾爲貴脾健自能統攝苓朮

陳查穀麥二芽加煨薑棗疏養脾家

九蒸白朮　山查　穀芽　煨薑

結雲茯苓　陳皮　麥芽　南棗

家云歸脾湯嫌其守疎腑養臟相宜

脈小面黃便血如注已經三年益胃有據四君木瓜炮薑温煦

人參一錢　茯苓三錢　木瓜一錢

焦朮三錢　炙草五分　炮薑五分

便後遠血補脾自好。脾虛不能攝血歸源。炮薑荷邊芍瓜朮草。

焦朮一錢半　炙草五分　炒白芍一錢半

木瓜一錢半　炮薑一錢　炒荷葉邊二錢

臟陰有寒，腑陽有熱。肌肉痿黃，痔血久泄。異功去甘瓜益菟啜。

人參　茯苓　生益智仁　木瓜

焦朮　陳皮　炒菟絲子

勞傷下血痛屬絡空漸起寒熱營衛不充方選對症歸
芪建中
當歸　桂枝　生薑　南棗
黃芪　白芍　炙草　飴糖
案云勞傷下血絡脈空乏爲痛營衛不主循序流行
而爲偏寒偏熱診脈右空大左小促通補陽明使開
闔有序
糞後遠血用黃土湯減加阿膠歸芍參附三黃
灶心黃土四錢　生地黃五錢　黃栢八分炒黑　人參一錢

泡淡附子一錢　當歸身三錢　白芍一錢半　阿膠二錢

南邑郭杰世伯糞後泄血數載醫藥屢治罔效余亦曾用黃土湯原方治亦不應後偶過命診即進先生此加減黃土湯二帖血減半再加骨碎補三錢用藕三兩煎湯代水守此方多服遂愈

血瘀在絡腸紅因作絡中瘀血必反腸胃而後乃下新絳青葱當歸鬚着桃栢覆花方選六藥

旋覆花　炒桃仁　新絳緯

當歸鬚　柏子仁　青葱管

脫肛

脈診弱濡。氣陷肛墜。陷者舉之。補中益氣。湯名

人參　白朮　陳皮　升麻

黃芪　當歸　炙草　柴胡

脾虛下陷。肛脫因之。陰亦不攝。血下同時。補中益氣。刪去黃芪。白芍五味。攝陰加宜。

人參　當歸　醋炒柴胡

焦朮　陳皮　醋炒升麻

炙草　白芍　北五味子

案云面色唇爪已無華色。此益氣乃一定成法。攝陰亦不可少。

腎虛不攝。脫肛症成。菟絲萸味。遠志地苓。

熟地炭　炒菟絲子　五味子

萸肉炭　炒遠志肉　雲茯苓

腎眞不攝。陽氣不升。下陷肛墜。升柴無靈。向老下元陽憊。非升柴所能升。其陰補骨陽起。參茸茴苓

人參　雲茯苓　炒大茴香

鹿茸　補骨脂　調入陽起石三分

痿 附倣先生法

治驗案四叚

偏痿日瘦脈數色蒼。沙參南杏地骨麥桑。玉竹百合。七味成方。

玉竹　麥冬　甜杏仁　鮮嫩桑葉

百合　沙參　地骨皮

案云從金匱肺熱葉焦。則生痿躄論。

下焦痿躄。濕熱所成。蚕沙朮栢。水石茵苓。

綿茵陳三錢　寒水石三錢　晚蚕沙一錢

正茅朮五分　黃栢一錢半　茯苓皮三錢

案云。濕中伏熱。沉着下焦。用苦勝濕。辛通氣分。然必循經入絡。漸次達及陽明。

邪風入絡。足痿因之。初患頭目口鼻喎邪　羚犀斛栢。地元川草。

羚羊角　大金斛　細生地　元參

犀角尖　厚黃栢　川萆薢

下焦痿躄。精血必傷。宜通督任。兼攝奇陽。鹿茸歸杞。骨脂斛。艮蓯蓉。巴戟。苓栢牛當。

鹿茸　淡蓯蓉　栢子仁　牛膝

當歸　巴戟肉　雲茯苓

杞子　補骨脂　川金斛

陽脈漸衰，蹻維不用，兩腿麻木，脈沉而緩。溫通竅中，宜溫通以佐脈絡之流暢。

杞子蓯蓉蒺藜苓，共萆膝木瓜狗脊當重。

淡蓯蓉　雲茯苓　牛膝　川萆薢

紅杞子　白蒺藜　木瓜　狗脊膏丸

病後陰傷骨痿成疾，龜虎地歸仲巴栢膝。

龜版五錢先煎　熟地三錢　生杜仲五錢　黃栢八分鹽水炒焦

虎骨四錢先煎　當歸三錢　巴戟四錢　牛膝一錢半鹽水炒

鳳浦胡達樵司馬。以足痿軟不能步履見邀診其脈右關壅滑。左關尺濡軟，而重按緩濇。閱舊方多主清肺。余曰諸痿生於肺熱。此等方原非大謬。但痿躄在下。則肝腎病多。前賢虎潛法在所必用，茲胃脈壅滑屬中上二焦爲食滯濕痰壅壓。當先理中上。然後再商治下。方用茯苓三錢、白朮、茅朮半夏豬苓知母各一錢半、黃柏陳皮各八分。服四帖。胃脈平。納食旺。轉用先生此方加分錢與服。原方無分錢囑其速服十餘帖先吞二妙丸一錢。然後服湯藥。若渴用麗參茯苓桑寄雪梨乾各三錢麥冬木瓜各一錢煎代茶漫飲。更用玉竹杞子各三錢沙苑牛膝各一錢多煎豬腰豬精肉羹作飯菜。越廿日復邀診。據述此方極效。已能緩行十餘步。但腿一發軟。必須人扶持方能復位而坐。復將先生此方加入金狗脊千年健。皆鹽水炒各三錢。又囑連服廿餘帖。後相見叙談。知其已服卅餘劑。並常服茶方肉羹法而獲愈。

脈大虛軟。榮思操持。肉脫肢廢。痿症無疑。虎骨歸杞杭菊桂枝。

虎骨　當歸　枸杞　杭菊　桂枝

案云靈樞云神傷思慮則肉脫意傷憂愁則肢廢。皆痿症也。

精傷痿躄，尻髀蹠脛皆如槁木不知冷熱糞黑腸枯通陰中陽潤劑相符。案云用潤劑通陰中之陽熟地歸杞鹿虎膠俱菟茴牛膝均美可茹。

熟鹿茸末五分調服　大熟地五錢　杞子四錢　牛膝一錢半

虎骨膠八分燉溶冲服　舶茴香七分　沙苑三錢　當歸三錢

方住佐使尤妙。倘無沙苑之鬆靈小茴之芳香辛動方藥亦鈍而不靈矣。

余窗友盧小樓茂才患痿躄兩足軟而無力一醫作風治。戚友有是其方者有非其方者因求定於余。余質以丹溪之書。謂痿躄斷不宜作風治之說。始深信不疑。余按其脈浮之近虛而沉之稍弱。余初用虎潛三劑。復將參芪朮杞巳戟。因脈症於本方出入又七劑。亦畧效而難收全功。繼用先生此方酌加分錢。（原方無）更加酒炒杜仲五錢同煎。服廿餘劑而獲愈。後再加鹿參、（連杜仲共十味）用龜膠和虎

膠爲小丸服。而足健如初

足筋骨痛、腰脊漸疼、精血內耗。痿躄將成。歸薑羊肉。茴香同烹。

當歸身　生老薑　精羊肉　舶茴香

此當歸生薑羊肉湯加入茴香。凡女子奇經八脈爲病、或痛或脹或癥瘕等症。先生多用此四味治之。余內人中年時、每覺繞臍疞痛。卽寒疝症或痛連兩脇。喜得熱按。遵先生此治法。當歸生薑各一兩、小茴一錢。用羊肉湯代水煎服必效。或加杞子沙苑白蒺藜。

又琴友楊君星門之母年逾六旬仍操持家務每患周身四肢筋節掣痛風日晴和亦間有之而一遇陰雨連綿或寒風凜冽則必發余偶過訪適當痛時按其脈浮微沉弱余曰此屬衝血少而筋絡不榮亦屬臟液衰而肝風內鼓且煩勞傷中陽又無以助衛外之陽氣也陰陽兩虛之體用靜藥易鈍其陽用動藥易耗其陰惟當歸羊肉湯動靜交相養爲最當於是議倣先生配此方法再加入黃芪桂枝首烏南棗用輕劑進服三帖而獲安後每發服之即應方用當歸

身製首烏南棗肉各三錢炙黃芪二錢。小茴香桂枝尖各五分生薑三錢。仍用精羊肉煎湯代水。

痺

風濕客邪。留於經絡。上下四肢。流走痛作。邪行觸犯不拘一處古稱周痺。病久未却。病已經數十年宿邪緩攻。新邪宜急散當用丸藥。蜣螂蜂房川烏蝎着麝香乳香龍乾甲烙黑豆汁丸。服之可瘳。

蜣螂蟲　川烏　麝香　乾地龍

露蜂房　全蝎　乳香　炒山甲

右藥製末。以無灰酒煮大黑豆汁泛丸。

腫痛流走、病名行痺（俗稱爲歷節風）風濕化熱。經絡是萃。甘草

石膏。羌防杏桂。

桂枝　北杏　石膏

羌活　防風　甘草

案中本案上治周某行痺症。此方無桂枝防風有木

防己海桐皮

有腳臂指走痛而腫。肢痺可因。病名（肢痺）絡虛邪壅和正祛

邪治之無恐。羌防黃輕。歸芪朮重。蒺藜桐皮。藥選八種。

黃芪　白朮　川羌活　白蒺藜

當歸　防風　片薑黃　海桐皮

右肢痛減氣中伏邪得宣亦肢痺症左痺未除。血分留熱壅着足亦微腫。體質陰虛羚羊防桂薑黃桑寄。杏仁花粉。宣通相於。

羚羊角　片薑黃　桑白皮　花粉

桂枝木　木防己　北杏仁

濕過陽氣四肢痛痺。狗脊澤苓。萆薢防己。佐晚蚕沙通陽妙旨

茯苓　防已　晚蚕沙

萆薢　澤瀉　金狗脊

案云、長夏濕勝氣阻、不食不飢、四肢痺痛痛甚於午後子前。乃陽氣被陰濕之遏。色痿黃。脈小濇。以微通其陽忌投刼汗

痺痛下甚。少腹脹小溲全無　邪已入陰獨防桂附。雙苓萆堪

川獨活八分　熟附子八分　茯苓五錢切塊　萆薢一錢

漢防已八分　桂枝木一錢　豬苓一錢半

案云述久痛。流及肢節骨骱。屈曲之所皆赤腫。此寒

滋變熱爲欲解。病在軀殼筋骨。無害命之理。但病深沉下甚。已屬陰邪。轉方用白朮茯苓各三錢。附子澤瀉各一錢。防已獨活各五分。細辛一分。豬苓一錢半。

二維受病。氣血不行。凝塞爲痺。腰胯脇疼。鹿角歸芪。桂枝茴苓

鹿角霜　嫩桂枝　沙苑

當歸身　小茴香　茯苓

案云右後脇痛連腰胯。發必惡寒逆冷。暖護良久乃

濕此脈絡中氣血不行遂致凝塞爲痛乃脈絡之痺症從陰維陽維論病

濕邪因陽風濕阻遏經隧爲腫爲痛固衛却邪此法當用薑黃海桐生芪朮共二活桂防四同輕重

生於朮三錢　桂枝木五分　羌活五分　片薑黃一錢

生黃芪三錢　防風根五分　獨活五分　海桐皮一錢

風濕痺痛偏着四肢羚蒺苡滑豆卷桐皮

羚羊角　生苡仁　黃豆卷

白蒺藜　川滑石　海桐皮

再服方去蒺藜苡仁滑石。加犀角連翹銀花薑黃花粉共八味、

風濕腫痛。肌腫膚熱二妙加用。黃柏蒼朮名二妙散蒺藜鈎秦艽。木防已共

炒黃栢　白蒺藜　鈎藤

正茅朮　木防已　秦艽

風濕致痺腫痛酌醫木防已湯石膏桂枝。本方去參加杏羌活。靈仙治之

木防已　桂枝尖　杏仁

生石膏　威靈仙　羌活

案云風濕相搏，一身腫痛，周行之氣血為邪阻蔽，倣仲景木防己湯法。先生治痺症，多用此方法加減。濕鬱則生熱生痰，必壅壓陽明經隧，用石膏之辛涼以先蕩滌陽明，而後辛溫之品方能奏效也。

宣通營絡，兼理奇經，四肢筋掣。右脈緩左脈實濕熱混處血絡之中瘀痺可清。鹿霜、白朮、川芎、桂、苓、白蒺、黃菊、歸用鬚。精。

鹿角霜　茯苓　川芎　白蒺藜

生白朮　桂枝　歸鬚　黃甘菊

案云此由濕痹之症失治延爲痿廢沉疴矣考古聖治痿痹獨取陽明惟通則留邪可拔耳

痰凝血瘀。風寒濕三氣合而爲痹久則共化爲敗瘀凝痰經絡渾處。渾處四肢經隧之中痹痛拘攣。四肢難舉歸鬚川芎。白藜芥與。山甲地龍爲丸日茹。

當歸鬚四兩　乾地龍二兩　炒山甲二兩　小川芎一兩

白蒺藜二兩　白芥子一兩　用酒水各半法小丸

液竭風旋勞動太過陽氣煩蒸周身痹痛芪歸朮藜。首烏豆共、

黃芪　生白朮　白蒺藜

當歸　製首烏　黑豆皮

案云此非客邪法宜兩調陽明厥陰。

血虛風痺。骨骱腫痛羚桂桑枝。當歸生地。元參藜。醫

羚羊角　生地　元參　白蒺藜

桂枝梢　當歸　桑枝

身半已上。痺痛可詳。乃陽不足。脈右大陽明空益氣必良參芪

朮草歸芎桂薑。

人參　於朮　炙草　桂枝

黃芪　當歸　白芍　乾薑

痺痛在右。氣弱有痰。桂苓己朮薑黄獨𦳥。

生於朮　桂枝梢　片薑黄

雲茯苓　陳防己　川獨活

痺痛偏左。入夜尤甚。血中氣凝。歸鬚蒺任。防己桑枝。羌黄芪飲。

當歸鬚　生芪仁　木防己

白蒺藜　片薑黄　嫩桑枝

痺愈過半。辛燥莫餐。血虚絡澀。辛潤乃安。首烏黑麻。桑桂枝丸。

製首烏　黑芝蔴　桑枝桂枝湯法丸

張景岳云。治痺之法。祇宜峻補眞陰。宣通脈絡。使氣血得以流行。不得過用風燥等藥再傷陰氣。先生是方。其即此旨乎。

卷六終

番禺潘名熊蘭坪纂　男龍章雲臺鸞章翅霓校刊

痙厥

附倣先生法治驗案一段

陽氣暴張。精絕煎厥。生地膠鉛珠末冲啜。

生地一兩　阿膠三錢　出山鉛打薄五錢　調珍珠末一錢

轉方案云煎厥者下焦陰液枯燥衝氣上逆爲厥再議鹹寒、降逆血肉填陰、方用生地元參龜膠阿膠淡菜蚌水

育陰熄風痙厥可宗溫邪劫液膠芍地冬參秋石拌鷄子黃同

阿膠二錢　鷄子黃一枚　人參一錢真秋石拌蒸

天冬一錢　細生地二錢　生白芍一錢半

案云脈細促神迷舌縮言蹇耳聾四肢牽引牙關不緊病已月餘乃溫邪劫液陽浮獨行內風大震變幻痙厥危疴議以育陰熄風法必待痙止神清方有轉機

舌絳汗泄齒燥痰黃熱劫津液痙厥須防用復脈湯剛

去桂薑

人參　生地　麻仁　南棗

阿膠　麥冬　炙草

厥陽升提神迷斯厥膠地鱉冬方諸黛啜

生鱉甲　生地　正青黛

清阿膠　天冬　方諸水

案云厥從肝起其病在下木必得水而生陰水虧斯陽風爍筋而絡中熱沸即厥柑擬血屬介類味鹹入陰青色入肝潛陽爲法首服方有元參無天冬

真陰已枯風木大震諸陽一并冒厥來迅柔劑為宜佐以攝鎮雞黃阿膠淡菜龜進童便再冲法兼降潤

生雞子黃一枚　阿膠二錢　龜版五錢　淡菜五錢泡洗

冲入熱童便一杯服

康君鳳山子年廿二娶兩載精血稍虧仲冬以血症過診據述舊歲冬初失血頗多醫藥治而愈之愈後每月必發作一二日血來不多故亦不待治而能自止交秋後血來時漸增咳嗆無痰若血止咳嗆亦無有今交冬咳血漸多漸頻前月已見兩次矣余診其

脈左關尺弦細而數兩寸畧數大而軟閱近服方無非涼血消痰理嗽余曰此眞陰不充虛陽上冒冲脘犯膈致肺氣不降而咳增絡脈不和而血溢據理論治似徒治血治咳無裨古人原有見咳休治痰見血休清熱之論症各有別治應不同也在余見總以育腎臟之眞陰助冬令之潛藏爲要於是即遵先生此方法並分錢惟藥味則畧爲變用方藥去淡菜加大金釵斛天冬肉各三錢紫石英四錢（生研碎同龜版金斛先煎另）將本方去龜版加蓮心麥冬一錢京柿一箇淡菜倍

用阿膠減半。同猪腰猪精肉煎羹。作飯菜。童便改用真秋石丹（質潔潤而味鹹者乃秋石丹質鬆乾而味淡者爲秋石如無以潼關秋石代）代鹽調入。守此二法調養將一月。血止咳亦無

下虛上實。爲痙厥疾。（二句經語）肝陽升騰。淸竅職失（案云上蒙淸竅）須防厥仆痱中大忌用攻痰祛風等藥龜磁地冬萸味牛膝。茯神遠菖方共十物。

龜版　熟地　萸肉　牛膝　遠志

磁石　天冬　五味　茯神　菖蒲

厥陰寒厥氣攻有形（由少腹上）四肢逆。冷嘔脹交并（嘔吐頭脹）川

椒炒黑。木香用青。橘核川楝。小茴雲苓。

炒黑川椒　青木香　小茴香

炒黃橘核　川楝子　雲茯苓

案云陰脈不至頭。而厥陰脈上至巔頂。四肢逆冷即厥象也。

厥症煩渴乾嘔肢氷。四肢氷冷右脈已伏。左小緊。呈厥陰濁泛胃陽不勝。欲絕此屬痛厥。泄濁通淸泄濁陰通淸陽乾薑附子。吳茰雲苓。延胡川楝。六味方成。

泡淡乾薑　製附子　川楝子

泡淡吳萸　結雲苓　延胡索

眩暈心痛嘔吐沫涎。周身麻木。痙厥恐纏。蠣梅楝芍乾薑吳連。

生左牡蠣　川楝子　川連吳萸水煑

泡淡乾薑　生白芍　烏梅

案云此厥陰肝臟中陽過胃貫膈。逆衝不已。有痙厥之意。

諸厥屬肝。肝病犯胃嘔逆腹疼。此乃定例。培胃最宜六君子。貴朮皮。去之。木瓜芍制酸以制肝木侮胃土南棗煨薑。加以

助勢

人參　夏麯　木瓜　南棗

茯苓　炙草　白芍　煨薑

嗔怒微厥。肝陽升越。宜益胃陰。以制伏肝陽　參湯沖噀。麥冬

竹心。蓮甘茯列。

人參冷沖　蓮心麥冬　竹葉心

雲茯神　鮮蓮子肉　生甘草

蚘厥嘔吐。此三蟲擾動而痛從蚘厥論治　土衰木侮用烏梅丸。芍楝加

萸辛附栢歸四味當去。

烏梅　川椒　淡乾薑　生白芍

人參　川連　桂枝木　川楝子

熱甚而厥。邪必入陰。古人有言熱深厥深。熱微厥微。托邪和正。發表攻裏斷難施用。瘧厥治堪草果知母薑夏梅參。

草果　人參　烏梅肉

知母　半夏　生薑汁

驚

驚則陽浮。陽泄爲汗。重鎭壓驚。桂芪參。捍牡蠣龍骨各

煅錢半

桂枝木五分　黃芪去心二錢　人參一錢另燉冲服

龍骨煅一錢半　牡蠣煅一錢半

驚則動肝恐則傷腎不寐心悸寒熱倏奮肝經風陽內擾營衛因之不和龍牡天冬君之最緊芍麥茯神佐之為引臟燥預防肝厥可泯

生龍骨　天冬　淮小麥

生牡蠣　白芍　雲茯神

因驚致病神怯模糊汵汗肢厥虛怯治符鎮怯理虛甘麥

棗參神龍蒲

人參　生龍骨　淮小麥　棗仁

茯神　石菖蒲　炙甘草　南棗

驟驚陽浮陰虛所由暴厥心悸肝腎固收五錢生地龍牡三㪅一錢萸味金箔堪儔

生龍骨三錢　萸肉一錢　大生地五錢

生牡蠣三錢　五味一錢　真金箔三張

案云晝則心悸是陽動夜則氣墜屬陰虧用收固腎肝可效

癲癇

因驚致癇。神呆語難。脈沉痰火阻竅。芩連梔餐胆星枳橘菖遠同班

黃連　山梔　枳實　菖蒲

黃芩　胆星　橘紅　遠志

驟然驚惕陽氣上逆神呆叫呼。不寐不食。不知飢　蘆薈丸餐癲癇自熄。

當歸　蘆薈　山梔　龍胆草

大黃　黃柏　黃連　黃芩

青黛　木香　麝香　蜜丸薑湯送下每服

三錢二服

驚恐陽升。宿癇復萌。吐痰嘔逆。羊角用羚麻鈎菖遠翹

橘胆星。竅絡閉塞。風陽襲絡一服可清

羚羊角　鈎藤　天麻　連翹

石菖蒲　遠志　胆星　橘紅

驚狂脈細。木火無制。夜臥不寧。怔忡心悸。治火痰非理

心用。貴倣補心丹。連菖同濟。歸味可刪。服之無謂

人參　茯神　棗仁　元參　菖蒲
天冬　麥冬　生地　丹參　川連
桔梗　遠志　栢子仁
案云脈虛細如絲已非痰火有餘議補心丹以理心之用。
五志陽升神識不寧亢陽欲制令其潛降苦藥乃平攻痰疏利決不
效龍胆蘆薈參丹黛青地梔通薄服可惺惺。
細生地　山梔　丹參　木通
龍胆草　蘆薈　青黛　薄荷

操持太過勞傷心陽憂悲驚恐情志復傷神漸恍惚似癲非狂。重陽者狂重陰者癲狂主有餘癲主不足病豈一臟固攝酌方參神草棗萸味歛當廉珠金箔龍骨生艮。

人參　熟棗仁　萸肉　五味　炙草

茯神　生龍骨　廉珠　金箔

案云醫藥中七情致損二千年來從未有一方包羅若然要旨總以陰陽迭偏為定評凡動皆陽當宗靜以生陰是議陽乘於絡臟陰不安歛攝鎮固久進可效家務見聞必宜屏絕百日為期

衄

陽逆鼻衄。地犀元斛牛丹栢梔。荷汁冲服。

犀角二錢　黑栢葉二錢　炒丹皮一錢　元參心一錢

生地三錢　黑山梔一錢　牛膝一錢半　大金斛三錢

臨服冲入。鮮荷葉汁一小杯。

養陰益氣。前衄曾瘥。知非實熱。勞役陽冐以致陰血之動補攝非誑。

地參補骨。萸芡蓮科。山藥粉丸。服之愈痾。

熟地　山萸肉　芡實　蓮子

人參　補骨脂　用山藥粉爲丸

案云壯年肌肉不充。身動氣促如喘。口中膩涎濁沫。

竟是腎精帶傷。收納失職之象。

衄血火升。脈數左呈。二冬膠地。菜芍淮苓。

生地　天冬　白芍　大淡菜

阿膠　麥冬　茯神　淮山藥

附倣先生法

治驗案四段

疝

疝墜於右。筋縮腹疼。筋縮連少腹痛寒主收引。温法當行。濕[illegible]厥[illegible]

之絡川烏楝甲。茴橘乳成。丸以韭汁。絡痛肅清。

川楝子二兩　炮黑川烏五錢去皮　橘核二兩炒

炒山甲二兩　炒黑小茴香一兩　乳香五錢

用老韭白根汁泛丸。飢時服二錢五分。

肝絡氣聚。疝痛忍難。少腹呈象。形象橫梗痛連臍間。痛繞脇腰以及陰囊金鈴子散。川楝延胡合左金丸。黃連吳萸青香山甲。橘葉同餐。

川楝子　延胡索　川連　吳萸

炒山甲　青木香　青橘葉湯泛丸

疝結少腹。按之堅衝脘因飢。肝逆必犯胃飢則胃弱肝乘洩氣痛減。上噯氣下洩氣則痛減肉桂桂枝茴橘山甲。青香李皮。

甜肉桂　青木香　橘核　李根白皮

粗桂枝　炒山甲　小茴

寒勝疝墜。亦屬厥陰。土衰木侮。寒結疴沉。須胃陽復辟凝寒自罷

烏頭薑茯吳萸人參。

人參一錢半　炮烏頭一錢　茯苓三錢

吳萸一錢泡淡　淡乾薑一錢

疝氣上攻。必嘔乃止。木鬱達之。吐斯解矣。胃中得食氣壅肝邪無以洩越

肝厥何疑。痛由怒起。椒茴二青橘核楝子。

炒黑川椒四分　青木香一錢　川楝子三錢

炒黑小茴四分　青皮汁一半杯沖　炒橘核三錢

東溪李士輝據述常患疝氣每以清熱破氣獲效今番不應余診其脈左關尺弦而不鼓用先生此方酌加分錢鰾原方更加入鮮橘柚葉切碎三錢同煎椒茴炒後冷鹽水泡洗用一服即愈後數月復發大便結甚仍用此方川椒改用桂枝尖七分加樸硝拌水煮當歸四錢桃仁三錢亦一服便通而愈　又穗垣琴友賞玉堂之叔年五十餘因多食香蕉暴患疝痛脈關尺沉緊余

思古人謂久疝多熱暴疝多寒且脈緊又食蕉寒滯而起亦用先生此方川椒小茴皆倍用青皮改用醋炒一錢川楝減半加胡盧巴三錢荔枝核炭五個一服痛除

肝疝犯胃法朱南陽以濁攻濁佐以芳香張子和法主以辛香流氣韭白鼠矢金鈴子方川楝延胡金鈴子散歸鬚肉桂助之最良

韭白根　川楝子　當歸鬚

兩頭尖　延胡索　肉桂心

案云七疝在肝內經謂衝脈爲病但衝脈隸於陽明

肝木必乘尅胃土故胃翻嘔逆肝體本剛相火內寄一派燥熱藥餌以剛制剛竟有缺折之虞欲泄其濁擬用朱南陽以濁攻濁之法。

辛香流氣治疝要旨痛繞腹臍。脈右弦左濇當臍痛連少腹已凝聚有形此屬肝氣疝瘕通則痛止。痛由不通通則不痛橘核桃仁延胡楝子青皮小茴韭白鼠矢。

炒桃仁　炒延胡　小青皮　韭白汁

炒橘核　川楝子　小茴香　兩頭尖

案云此通泄厥陰氣血方也。痛甚於下濁結有形。非

辛香無以入絡非穢濁無以直走至陰之域以子和方合奉議意

肝疝脹痛青筋外突少腹延及腎囊脹痛子和法精歸茴梔橘佐以三青

當歸鬚　黑山梔　青木香　青皮

小茴香　炒橘核　青葱管

肢冷潮熱疝發初停藥泄厥陰即安陽明盧巴椒楝附子參苓

人參　炒黑川椒　胡盧巴

茯苓　熟川附子　川楝子

案云納食減半。濁陰內迫犯胃。無發散攻表之理。議泄厥陰以安陽明

久疝熱鬱。暴疝多寒久疝多熱苦熱合餐。柔苦制熱反佐辛熱開血鬱痺。用滋腎丸。

黃柏　知母　肉桂

治疝變腫過服辛香走泄氣勝。都令陽傷疼痛浮腫偏身腰痛下午四肢浮腫玉芪附湯

生綿黃芪一兩　製川附子二錢

督任陽虛疝氣不除升陽一法飢時服諸鹿茸鹿角歸菟絲俱沙蒺藜入（即沙苑）桂尖必需

生鹿茸三錢　大當歸二錢　沙蒺藜一錢　飢時

鹿角霜一錢　菟絲子五錢　桂枝尖五分　煎服

吾友李愜垣銓部辛酉解組南旋課士之暇（現掌教端溪已經九載）日以著作飲酒自怡飲酒則穀少納而中易虛著作則思多抽而脾易損廣元遺山年譜漢西域諸國圖考二書已付梓而詩文及他著作又將告成其煩勞心神何如乎夫煩勞則陽升（陽升則傷肝）且勞傷心

陽亦必暗吸腎陰而自救。吸腎陰則傷腎此道書所以有取坎塡離一說也。而瘕疝由此結。疝屬督任病奇經八脈發源肝腎肝腎傷八脈失養疝症起矣衝疝由此伏矣。經云督脈生病由少腹上衝不得前後爲衝疝方其初成瘕疝而未形衝疝也。初起祇聚少腹麻木不仁而無繞臍衝突之苦余倣子和辛香流氣、河間苦辛降通、南陽以濁攻濁。統諸法合訂一方。用川椒、小茴、二味鹽水炒黑吳萸、當歸鬚炒、延胡、胡盧巴各四錢，伽南沉香二味忌火磨汁更佳青皮各二錢炒、山甲炒、雄鼠矢兩頭尖的乃眞各三錢炒、橘核炒、川楝子各六錢，用鮑魚五兩煎濃汁和鱉甲膠爲小丸。

每服覺少安（余製此丸後用治諸疝亦多效因名爲溫絡蕩濁丹）辛未首夏内端溪旋里邀診據述連番繞臍上衝大汗自出幾有性命之慮余診之六脈沉弱不鼓此屬下焦陽微濁陰盤踞厥陰乘中氣之餒而上衝即所謂衝疝也其無痛者經言無熱不痛耳治宜維陽氣以溫脾腎驅陰濁以煦奇經用熟附子生於朮各三錢紫石英（生研）吉林參杞子巴戟各四錢沙苑當歸（小茴五分拌炒並用）各一錢半日進二帖早晚分服調養十餘日衝氣減胃[illegible][illegible]偶便血復發轉方用骨碎補當歸（小茴五分拌炒並用）炮[illegible]

附子生於北各三錢盧巴杞子巴戟各四錢吉林參五錢阿膠一錢同參另燉調服日服一帖衝氣上每約十日間必作動欲上用獨味肉桂丸或兼服前訂丸子各二三十粒下氣得泄自能平復守此調養十數日便血愈寢食安常雄辨高談一如平日但濁魔未降議轉用升奇陽一法專從督任主治即鈔先生此方悉依分錢進服三兩帖器可惟聚氣雖不上衝仍或微繞臍間李君聰敏過人無書不讀醫理亦明知微恙本無妨可用丸法緩治自訂丸方二過余相商一常服丸方即冬

先生升督脈法參入靜攝任脈之藥鹿茸末一兩鹿角霜關沙苑各五錢胡盧巴二兩熟川附子一兩當歸八錢小茴四錢用龜版膠鱉甲膠各三錢爲小丸余議加巴戟二兩另用紫石英生研三兩鮑魚五兩同煎濃汁溶化二膠法丸一於氣似欲繞臍上衝時服方盧巴附子各一兩川椒小茴二味鹽水炒黑川楝吳萸各五錢鱉甲膠三錢酒水各半法丸余議加入肉桂四錢附子改用五錢炮黑炮黑味苦能降兼余口前一方主頂督任備溫通升攝諸法固佳後一方益陽消陰佐以

辛溫通鹹苦降作法皆超奏效必速此後二丸以緩急兩路夾攻諒足復眞陽以掃羣陰抵巢穴而拔根株矣服之果獲效後李君返端溪書院常用此二丸速服數料間服獨參湯或桂附杞子於朮等以兼理中州或玉竹杞子沙參山藥等煎肉羹佐飯菜以緩肝而益胃自用滋燥溫清調養各當余不須再診而半載復元矣

鄔君星甫以小便點滴不利腎囊腫痛邀診前患囊癰脈右弱左弦濇與以五苓滋腎合方加減白朮茯苓各

三錢猪苓澤瀉各一錢半川楝知母各一錢黃栢肉
桂各五分加鮮橘柚葉二錢切碎同煎服二帖小便通
腫痛畧減再與以醫李銓部初患瘕疝丸方即溫總蕩濁川
藥味分錢俱同獨加乳香沒藥各二錢丸法改用鮮
橘柚葉鮮韭白根同搗汁煑藕粉糊爲丸月餘復邀
診據述服此丸囊癰疝痛已痊現患小便血肛出痔
瘡結乾核難收不能起坐腎囊長緩下墜。間或微痛
日夜少寐無胃午後寒熱曾服補中益氣不效余以
其脈不鼓從脾腎虛氣失統攝主治即寒熱亦屬虛失同致營

二氣不和夫心主營肺主衛而胃爲衛之本脾乃營之源用溫養督任佐以升固少陰兼調和營衛郎將先生此方畧加減藥味分錢與服野山人參一錢半另燉冲服鹿角霜三錢龜版炭炒黑棗仁當歸各四錢菟絲子五錢桂枝白芍各一錢一帖寒熱無腎囊升舉諸恙畧減再方去桂芍加肉桂五分於朮二錢一帖核脫肛收腎囊無痛小便無血再一帖胃醒能睡精神復元此症奏效之速半藉正土木參之力

頭痛

風火邪鬱。偏頭痛成連翹杷杏。荷邊苦丁。木通白芷。黑梔蔓荊。

鮮荷葉邊三錢　連翹一錢半　杷杏二錢　木通八分

苦丁茶一錢半　蔓荊子一錢　黑梔一錢　白芷一分

暑風頭痛清散治之。羚羊石膏。荷梗翹宜。荊子桑葉。甘滑同醫。

羚羊角　石膏　甘草梢　滑石

蔓荊子　連翹　鮮荷梗　桑葉

案云暑風濕熱。混於上竅。津液無以運行。凝滯遂偏

頭痛舌强乾涸治宜清散

內風頭疼。淚泠凝盼。杞子首烏栢仁茯片。黑豆取皮。菊花炒炭。

炒杞子　雲茯神　小黑豆皮

製首烏　栢子仁　炒杭菊炭

陰虛陽實。頭痛成疾。復脈蠣加。復脈湯去參薑桂加牡蠣參薑桂不

生地　天冬　炙草　生牡蠣

阿膠　麻仁　南棗

再轉方案云脈數虛而動足徵陰氣大傷陽氣浮越。

頭痛筋惕。仍與鎮攝之法　方用生牡蠣阿膠人參天冬生地白芍炙草。

心煩頭痛。陰液本虧。致肝陽上逆　從陽引導。五更煎劑。五更時從陽引導　人參固本加秋石佳。

人參　熟地　生地

天冬　麥冬　秋石

心痛

心痛引背。清涎汪汪。肢冷氣塞。氣塞中脘　藥不嫌剛。病在絡

脈。例用辛香、辛香方走絡脈症屬脾厥。此爲脾厥心痛茅朮良薑丁香

草果厚樸薑黃

茅蒼朮　公丁香柄　片薑黃

高良薑　生草果仁　川厚樸

營絡已傷屬急心痛桂枝川椒。參甘蜜共。

人參　桂枝尖　川椒　炙草　白蜜

案云重按痛勢稍衰乃一派苦辛燥刼傷營絡是急

心痛症若上引泥丸則大危矣議用金匱法

心痛食緩積勞營虛黑麻桃栢圓肉歸俱。

白歸身　炒桃仁　炒黑芝蔴

晒圓肉　栢子仁

案云心痛得食緩是積勞營虛大忌辛燥破氣

情志內鬱心痛如絞桃栢胡麻延丹鈎巧

桃仁　栢子仁　小胡麻

鈎藤　炒丹皮　延胡索

案云情志鬱傷心痛形瘦液枯不可氣燥熱藥

懷抱抑鬱營絡受傷入暮脘痛喜按絡虛可詳乃陰絡傷非實痛症

栢子圓肉茯遠陳將

栢子仁　雲茯神　老陳皮

圓眼肉　遠志肉

胃脘痛

衝氣上攻成形嘔痛。痛後則形散　用安蚘丸。椒梅湯送。

人參　白术　乾薑　茯苓　川椒

烏梅　爲丸每服三錢。椒梅湯送。

案云此厥陰順乘陽明。陽明虛。筋骨亦掣痛。

飽食動怒。痛發嘔吐。後熱先寒。木乘胃土。薑連夏參枳

薑汁愈

川連　人參　半夏

乾薑　薑汁　枳實

案云先寒後熱煩躁面赤汗泄此爲厥象厥陰肝臟之現症顯然在目夫痛則不通通字須究氣血陰陽便是看診要旨矣議用瀉心法

肝病犯胃胃脈失和致脘痺痛周身皆疴（周身掣痛）金鈴子散（川楝延胡）杏蔻蔞科豆豉薑夏胃痛自瘥

半夏　薑汁　金鈴子　延胡

杏仁　白蔻　瓜蔞皮　香豉

案云。痛夜甚晝緩者。戌亥至陰。為肝旺時候也。此症多從驚恐嗔鬱所致。失治變為昏厥。

胃痛嘔食。得食必嘔。氣動左脇。動氣閃爍。脘中响動。下行漸緩。舌白而渴。肝病。參苓吳夏艮薑芍調。

人參一錢同煎　開口吳萸一錢滾水泡洗十次　白芍三錢

茯苓三錢切塊　製粒半夏二錢再加醋炒黃　艮薑七分

案云脈細弦。右濇。病屬厥陰。順乘陽明胃土。久傷肝木愈橫。法當辛酸兩和厥陰體用。仍參通補陽明之

陽俾濁少上僭痛有緩期

肝病犯胃飲更助殃兼痰飲因之胸痺通胸中陽瓜蔞薤夏三味名括蔞薤白半夏湯加苓桂薑。

鮮薤白去衣三錢　製半夏三錢　嫩桂枝一錢

瓜蔞仁三錢炒焦　雲茯苓三錢　薑汁四分調入

案云議以辛潤苦滑通胸中之陽開滌濁涎結聚古人謂通則不痛胸中部位最高治在氣分。

中失健運脘中痛頻食入不化方用二陳檀香蓮葉穀芽智仁。

半夏麯　陳皮　雲茯苓　炙甘草
益智仁　穀芽　檀香汁　炒荷葉

營虛胃痛，進以辛甘。歸、桂、苓、草、煨薑、棗，堪。

當歸一錢半　茯苓三錢　煨薑一錢半
嫩桂枝一錢　炙草五分　南棗肉二錢

案中本案下治費症案云：勞力氣泄，陽傷，胸脘痛發，得食自緩，已非質滯停蓄。然初病氣傷，久泄不止，營絡亦傷。古謂絡虛則痛也。攻痰破氣，不去病，卽傷胃，致納食不甘，噯噫欲嘔，顯見胃傷陽敗。當以辛甘溫

方　即用此方六味以人參易當歸

陽微濁凝胃下疼痛川椒川烏附薑並用

炮黑川附子三錢　泡淡乾薑一錢半

炒黑川椒去目一錢　炮黑川烏三錢

擇錄邵新甫辨胃痛總論

寒溫兩法從乎喜煖喜涼滋燥之殊詢其便濇便滑至於飲停必吞酸食滯當噯腐厥氣乃散漫無形瘀傷則定而有象蚘蟲動擾當頻痛而吐沫痰濕壅塞必善吐而脈滑營衛兩虛者不離乎嘈辣動悸肝陽

衝尅者定然煩渴而嘔逆陰邪之勢其來必速欝火之患由漸而劇

脇痛 附倣先生法

治驗案二段

痛繞腰腹起左乳傍得熱痛緩重按得熱陰絡受傷營絡虛寒當歸肉桂小茴丁香乾鈒雲苓泡淡乾薑

當歸三錢 小茴香七分 泡淡乾薑一錢

肉桂一錢 丁香皮五分 雲茯苓乾鈒二錢

痛從中起右脇相將繞及右脇得食自緩胃絡受傷營絡虛寒茯

苓草棗歸桂炮薑

當歸　肉桂　炙草

炮薑　茯苓　大棗

案云每痛發必由下午黃昏當陽氣漸衰而來是有取乎辛溫通絡矣

血絡瘀痺痛在脇筋遊走不一通絡痛止歸鬚桃仁澤蘭栢子山甲乳香沒丹附美

當歸鬚　炒桃仁　澤蘭葉　栢子仁

炒山甲　明乳香　赤沒藥　粉丹皮

香附汁　水法丸

案云久病飲食如常此非臟腑之病乃由經脈繼及絡脈凡經主氣絡主血久病血瘀瘀從便下議通少陽陽明之絡通則不痛矣

脇痛絡燥清潤乃好蔞桃二仁歸絳芍草

瓜蔞仁　當歸身　炒白芍

炒桃仁　新絳緯　炙甘草

案云古人治脇痛法有五或犯寒血滯或血着不通或血虛絡痛或肝火抑鬱或暴怒氣逆皆可致痛今

是症脈細弦數不舒此由肝火抑鬱火鬱者絡自燥

治法必當清潤通絡

左脇疼痛。脈動而虛左部小弱得食稍安損及營絡因操持太甚　柏桃

歸鬚橘絳琥珀宣絡治肝

栢子仁　橘紅　新絳

炒桃仁　歸尾　琥珀

案云症固屬虛但參朮歸芪補方未能治及絡病內

經肝病不越三法辛散以理用酸泄以體用甘緩以

益用宜辛甘潤溫之補葢肝為剛臟必柔以濟之自

臻效驗耳。痛緩時用丸方。阿膠天冬茯神小生地枸杞子栢子仁刺蒺藜。用黃菊花四兩丸。

咳脇倍痛。腹漸大堅。祗合欹左不得右眠。香附旋覆絳葱取鮮。雞蠣桂樸通絡爲先

旋覆花三錢　新絳緯一錢　雞內金三錢　炒厚樸一錢

香附一錢半　青葱管三錢　生牡蠣四錢　桂枝木五分

案云此閃氣致閉。便溏溺利。已非腑實見症。乃絡病也。

此方加減治絡病最佳　余常治一婦左脇痞瘕隱

痛脈左關尺沉弦將先生方依此分錢去樸附加白蒺藜四錢桃仁一錢三帖痛減再加鱉甲四錢硼砂一錢間日服一帖約十餘帖全愈　一婦經停半載少腹脹腿脇引痛絡之血不活則經之氣亦不行故牽引痛脈弦濇亦用此方去樸蠣內金加當歸海螵蛸各四錢茜根桃仁各一錢七帖脹痛漸減再方去螵蛸茜根桃仁加栢仁澤蘭各二錢又五帖經下而瘥

左脇痞積內攻痛極歸鬚桃仁延胡楝力牡蠣桂枝丹皮查食

生牡蠣　當歸鬚　川楝子　南查肉

桂枝木　炒桃仁　炒延胡　粉丹皮

腹痛

腑陽不通因而腹痛二陳去甘智朮生用厚樸薑汁疏補必中

生白朮　茯苓　半夏　陳皮

生益智　厚樸　薑汁

勞力氣傷浮腫食入腹痛歸芍陳甘益薑棗共

白芍二錢　當歸炒焦一錢半　陳皮一錢　南棗肉三錢

炙草五分　益智仁七分研　煨薑一錢　河水煎服

腹痛寒熱。食少氣結。逍遥朮删香附鬱列。

當歸　白芍　柴胡　薄荷　茯苓

炙草　生薑　香附　鬱金

腹痛三年。時發時止。面色明亮。飲邪現此。面色鮮明為飲左脇

有形痛繞腹中及胸背諸俞絡受飲氣因鬱怒傷絡絡空飲氣逆攻入絡牡蠣桂

枝橘核楝子炮黑南星根皮取李。

生牡蠣五錢先煎　橘核一錢半炒香打　南星薑汁浸炮黑一錢半

粗桂枝（去皮一錢） 川楝子肉（一錢） 李根東行皮（一錢）

腹痛吐利汗出脈沉。沉微冷香飲子。附果陳甘冷服可治

寒傷太陰。

泡淡附子。 草果仁 陳皮 甘草

案云太陰寒、傷。擬冷香飲子。

肩臂背痛

三消症許氏案有

肩臂痛宣絡驗方

痛起肩胛。漸入環跳髀膝是爲絡虛、芪歸苓朮二防羌俱。

黃芪（五錢） 當歸（三錢） 防風（五分） 防己（八分）

於朮三錢 茯苓二錢 羌活五分

血虛風動左指脹痛。引肩首烏杞歸胡麻栢共菊炭蒺藜。桑枝當重。

製首烏 杞子 菊花炭 三角胡麻

栢子仁 歸身 刺蒺藜 桑枝膏丸

案云左指脹痛引肩男子血虛風動。病在肝形脈不足以柔藥溫養。

腎氣攻背。溺頻且多項强腰重頭疼。難以轉側督脈不攝。通陽爲君椒桂附子。苓朮遠珍。

川椒（炒出汗三分）　嫩桂枝（一錢）　茯苓（一錢半）

川熟附子（一錢）　生白朮（一錢）　生遠志（一錢）

案云凡衝氣攻痛從背而上者係督脈主病治在少陰從腹而上者係衝任主病治在厥陰或塡補陽明此治病之宗旨也

脈濁逆攻痛至背中烏梅丸去參附歸同川楝白芍加入精工

淡乾薑（八分）　炒黑川椒（三分）　炒焦烏梅肉（五分）

小川連（三分）　粗桂枝（去皮五分）　北細辛（二分）

厚黃栢五分　川楝子肉一錢　生白芍二錢

督虛背痛。春高宊鹿角生用。又霜杞歸苓菀杜仲。七味煎之。青鹽調送。

生鹿角三錢切片　杞子三錢　生杜仲一錢半　沙苑一錢

鹿角霜一錢半　歸身一錢　雲茯苓一錢半　青鹽三分調入

案中本案下治張某見症同。但兼見遺泄。此方去杞子青鹽。加生菟絲子白龍骨。

肺朝百脈。肺病則不能管攝一身。故肺俞爲病。卽肩背作痛。又背爲陽明之府。陽明有虧。不能束筋骨利機關。即肩垂背曲至於臂。經絡交會不一。而陽明爲十二經絡之長。臂痛亦當責之陽明。但痛有內外。兩因虛實迥異。治分氣血二致。通補攸殊。節録龔商年總論

腰腿足痛 附倣先生法 治驗案一段

濕鬱腰疼少腹痛引腰部脚瘦非左右脚防已苓皮滑石飛妥杏樸蠶沙萆薢草果

木防已　茯苓皮　杷杏　萆薢

晚蠶沙　飛滑石　厚樸　草果

肝腎絡虛。脈細色奪。腰痛不止。方從絡病法治。羊腎胡桃。苓茴歸杞。

生羊內腎　杞子　茯神

紫衣胡桃　當歸　小茴

脾腎之陽。濕凝所傷。脈遲緩便溏。腰膝麻痛。腰髀足膝墜痛麻木。苓桂朮薑湯。名驅濕煖土。此法當商。

茯苓　肉桂　白朮　乾薑

左腿麻痛。勞力所傷。虎骨松節。膝獨歸艮。仙脾狗脊茄加同將。

生虎骨四兩　五加皮二兩　川獨活一兩

白茄根二兩 當歸身二兩 牛膝肉二兩
仙靈脾二兩 油松節二兩 金狗脊八兩

痛着腿足右足身前不腫肌肉必在骨筋入夜勢篤邪留陰分杜仲歸鬚小茴辛服山甲地龍鑽下迅速

生杜仲一兩炒 小茴一錢 穿山甲二錢炒
當歸鬚二錢 北細辛三分 乾地龍一錢炒

黃酉峯姻伯患兩腿足痛余適過謁遂命診左關尺弦細而緊兩寸數而軟夜痛難寐陽氣不潛故脈寸數據述痛發必日輕夜重症起三載今年發倍頻必十日外方能漸

愈。醫藥無有能即止其痛者。昨日午後痛始發。子爲我一服除之。余視其肌肉無腫。恰與此案列症相符。即鈔先生此方。悉依分錢進。姻伯畏辛茴之辛燥。杜仲之温補。余因將此三味之分錢各減半。更用玉竹一兩煎猪精肉羹作飯菜。以甘潤緩肝之品壓之。是晚痛減半。再方三味悉依原方分錢。早煎服。仍以玉竹肉羹壓之。是晚痛除。一夜熟睡。此番痛僅三日即愈。足徵先生方之神妙也。因復將此方杜仲當歸分兩各五倍用。小茴細辛地龍山甲各三培用。加炒香

三角胡麻五兩用玉竹膏爲小丸早用淡鹽湯送下
三錢連服四料痛漸輕漸疎而漸愈

足膝腫痛患久不痊熱仍內伏虎鹿栢先歸牛脊薢羊藿即仙靈脾同煎

生虎骨　黃栢　炒牛膝　川萆薢
生鹿角　當歸　金狗脊　仙靈脾

高年氣血脈小弱不得宣通足麻腫痛右足患處麻木筋强微腫溫養爲宗虎骨歸杞杜仲膝同斛藜萆薢筋强卽鬆

虎脛骨三錢　歸身一錢炒　牛膝一錢　白蒺藜二錢

生杜仲三錢　杞子三錢炒　金斛三錢　川萆薢一錢

諸痛

久痛入絡。血絡瘀痺。舍絡治。匯覆花湯加桃仁歸尾、

旋覆花　新絳緯　青葱管

炒桃仁　當歸鬚

絡虛則痛。色脈衰奪。治絡爲宗。歸尾桃桂。鹿角青葱。

炒桃仁　青葱管　桂枝尖

生鹿角　當歸尾

案云此旋覆花湯之變劑也去覆花之鹹降加鹿角之上升方中惟有葱管通下餘俱辛散横行則絡中無處不到矣

積傷入絡氣血皆瘀流行失司通則痛去久病當以緩攻不致重傷

桃歸蔾茴二香甲具韭白薑黄爲丸日茹

桃仁　蒺藜　降香　山甲　薑黄

歸鬚　小茴　木香　用韭白汁法丸

重按痛緩是爲絡虛旋覆湯加桃栢歸俱

旋覆花　新絳緯　青葱管

炒桃仁　栢子仁　當歸尾

案云辛香破氣忌用宗仲景肝着之病用金匱旋覆花湯法　此症初服方先生用金鈴子炒延胡炒桃仁桂圓肉其案云痛則氣亂發熱頭不痛不渴飲脈不浮非外感也暫用金鈴子散一劑

初受寒濕久則化熱熱深入陰夜痛倍烈服滋腎丸搜其邪結

肉桂八錢　知母四兩　黄栢四兩同知母鹽水炒　水法丸

案中本案上一案治朱其症其案云頭巔至足麻木

刺痛。此乃熱熾使然。治宜搜其深藏伏邪。先生亦用

此滋腎丸治

又本案下一案治黃某症案云脈數而細忽痛必熱
腫且痛來迅速思五行六氣之流行最速莫如風火
高年脂液久耗人身之氣必左升右降相火寄於肝
龍火起於腎並從陰發越本乎根蒂先虧内乏藏納
之職司矣每日服東垣滋腎丸三錢秋石湯送以瀉
陰中伏熱藥店秋石不堪用但石膏泡製而無鹹味必正秋石丹或潼關秋石乃可
肝腎下病必及奇經鹿霜歸杞杜仲寄生金斛薇菀八

味同涼

鹿角霜　當歸　桑寄生　沙苑

生杜仲　杞子　大金斛　白薇

案云痛爲脈絡中氣血不和醫當分經別絡肝腎下病必留連及奇經八脈不知此旨宜乎不效行走動筋（謂之勞復）多言傷氣痛在下焦（肝腎虛）參神杞貴菊苑歸茴服之無畏

人參　鬮沙苑　小茴拌炒當歸

茯神　炒杞子　杭甘菊花炒炭

耳

若邪閉竅兩耳失聰鮮荷菊葉苦丁翹同蔓荆枯草黑梔芩從

鮮荷葉　苦丁茶　蔓荆子　黑梔

鮮菊葉　連翹殼　夏枯草　黃芩

胆火上鬱耳聤作脹翹蒡羚羊桑丹薄尙

羚羊角　連翹　冬桑葉

牛蒡子　丹皮　薄荷梗

胆脈絡耳治在少陽火升阻竅失聰可詳蒿葉菊葉苦丁翹將薄荷梗妙荷汁亦良

青蒿葉　苦丁茶　薄荷梗

青菊葉　連翹殼　荷葉汁

氣閉耳鳴荷邊苦丁木通陳樸杏巳翹成

荷葉邊　北杏　厚樸　木通

苦丁茶　連翹　陳皮　防巳

腎陰久虧（脈形細數）肝風閉竅（上旋襲絡）龜版地牛萸味遠要石並秋磁茯鎖佐妙

龜版　磁石　萸肉　茯神　鎖陽
熟地　秋石　五味　遠志　牛膝

案云眞氣火風非苦寒直降可效塡陰重鎮滋水養木佐以鹹味入陰酸以和陽藥理當如是議

又云腎開竅於耳心亦寄竅於耳胆脈絡附於耳凡體虛失聰久病或老弱者治在心腎邪干閉竅暴病與少壯者治在胆經乃定例也

目

左目赤痛（失血後復受燥熱）辛涼治之荷桑二葉黑荳雙皮赤茯甘草燥熱堪施

鮮荷葉　菉豆皮　赤茯苓

冬桑葉　黑豆皮　生甘草

目痛偏左翳膜紅絲脈左弦濇清肝胆宜（肝胆氣熱所致）胡麻草決桑葉丹皮穀精枯草氣熱散之

草決明　夏枯草　冬桑葉

小胡麻　穀精草　粉丹皮

目胞浮腫不運不飢（脾肺蘊濕）桑苓陳腹同薑五皮（方名五皮飲）

苡仁通草從濕治之

桑白皮八分　茯苓皮三錢　大腹皮一錢　生苡仁一錢

老薑皮五分　老陳皮一錢　白通草一錢

瞳神散大。無光水涸血燥。致光彩散越治宜養血斂液熟地女貞茯神

炙草萸味芍酸。斂液最好

熟地　炙草　茯神　女貞子

萸肉　五味　白芍

丸方去女貞炙草。加磁石杞子青鹽用龜膠丸。

高年目暗血絡空虛。熱乘空隙。攻觸脈絡夜盡而痛痛甚日晡。

全歸羊角。枯草桂俱、翹丹菊葉。虛症忌疏。

羚羊角　夏枯草　連翹心　青菊葉

全當歸　嫩桂枝　粉丹皮

右目淚多。髓雜背脹。陽明虛空。肝陽犯上。治當調補肝胃　茯苓歸芪。棗薑治當

嫩黃芪三錢　雲茯神三錢　煨薑一錢

當歸一錢半　白芍一錢半　南棗一枚

左目偏疼、脈濡細　翳膜淚熱、肝陰內虧、厥陽升泄上越　杞子首烏冬、桑石決、胡麻豆皮、月砂菊啜、

製首烏三錢　冬桑葉一錢　小胡麻二錢　望月砂三錢
杞子一錢炒　石决明一具　黑豆皮三錢　杭甘菊一錢
丸方用製首烏六兩。杞子二兩。栢子仁一兩。小胡麻三兩。細生地二兩。石决明四兩。望月砂三兩。刺蒺藜二兩。冬桑葉一兩半。杭甘菊一兩。用黑豆皮八兩。穀精珠二兩。煎濃汁泛丸。每服五錢。開水送

牙

附倣先生法

治驗案一段

陰虧齒痛連及頭巔。溫熱更擾。宜玉女煎。

生石膏　知母　牛膝

大熟地　麥冬

愆友丁芷園恒患牙痛。近房事多其發更頻。偶連瘧十餘日未止。寢食不適。醫治以苦寒不效。（臟陰風火非沉苦寒威所能制伏）轉用辛散痛益增。（熱得風散藥而愈熾）邀余診。按脈數左甚。此水虧火亢之徵。倣先生用玉女煎法。生石膏六錢生地熟地知母各三錢。麥冬牛膝各一錢半。加入五味子一錢風化硝二錢。一帖痛除是夜即安睡。明早祗覺口鼻氣尚熱。腮頰微有些痛意。耳再方石膏減三錢。去五味子風化硝。加冬桑葉三錢同煎。二帖遂安。後間毎痛發服首方一帖即止。或再服次方一二帖必痊。

頂屬厥陰。鬱火上升巔頂。結核瘰腫。梔翹元參犀羚銀。重知母甘桔藥選九種。

犀角　連翹　元參　知母　夏枯草

羚羊　銀花　梔子　甘草

瘰張頭痛。風熱上蒸。當清上焦。蘆根瓜豆滑石銀翹。

活水蘆根　生綠豆皮　銀花

西瓜翠衣　囫圇滑石　連翹

咽喉

風火上鬱，項腫咽痛，薄荷、連翹、馬勃，當用牛蒡、射干、菉豆皮共

薄荷　馬勃　牛蒡子

連翹　射干　菉豆皮

老勞咽痛，雞白、沙參、麥冬、金斛、糯根、生甘

生雞子白一枚　糯稻根鬚五錢　麥冬三錢

甜北沙參三錢　大金斛一錢半　甘草三分

咽喉痛痺。發時如有物阻隔甚至痛連心下甚於日晡。肝陽上灼腎陰已枯。雞膠冬地元參糯鬚。

生雞子黃　阿膠　細生地

糯稻根鬚　天冬　元參心

陰損三年。漸延咽痛。曾用寒涼清咽反加咽痛四獸髓膠。藥蓮芡共

牛骨髓四兩　羊骨髓四兩　豬骨髓四兩　麋角膠四兩

用山藥五兩建蓮肉五兩芡實二兩同搗丸。

案云。陰涸於下。陽熾於上。爲少陰咽痛。乃損怯之末

傳矣前方從仲景少陰咽痛用豬膚湯甘涼益坎自
情之屬而蔘合肉膁消爍殆盡下焦易冷髓空極矣
何暇以痰嗽爲理議滑濇之補味鹹入腎可也

卷七終

番禺潘名熊蘭坪纂　男　龍章雲臺　鸞章翊霓　校刊

調經

情志鬱傷延成損怯經事日遲右眠咳急黃芪建中去不收八

黃芪　桂枝　南棗

炙草　白芍　飴糖

案云肺爲氣出入之道內有所傷五臟之邪上逆於

討明咳嗽此則久、嗽背寒晨汗。全是肺氣受傷。而經

肇日遲不但氣血不流行。血枯肝閉可想而知脈數

虛火也虛則不可以清寒。況穀減不欲食。中氣之餒

已甚可復以苦寒損胃乎。與黃芪建中損其肺者益

其氣而桂枝白芍非歛陰和血之妙品乎。

內損成勞乾血勞症脈弱無力休治嗽熱。歸建中湯治之方切

當歸一錢半　桂枝五分　棗肉三錢

白芍一錢半　炙草五分　飴糖三錢

察云減食過半。大忌寒涼清熱理嗽。與建中湯。去

得加穀經行猶可調攝

入暮病劇天曉安然熱退無汗陰病經言至陰深遠不得有汗漸及奇脈陽維脈病苦寒熱經期常愆肝腎受病誰曰不然蠣膠冬芍草炙地鮮

生牡蠣　大麥冬　生白芍

清阿膠　細生地　炙甘草

案云八脈隸乎肝腎一身綱維八脈之束固之司陰弱內熱陽微外寒矣當宗仲景甘藥之例勿取氣辛助陽可矣

腹痛後經氣滯可徵芎歸香附木香查苓

當歸　香附　查肉

川芎　木香　茯苓

案云先腹痛而後經至氣滯爲多

案中本案連下一案亦經前腹痛兼見寒熱無汗案云此鬱傷氣血八脈主病陽維脈病苦寒熱與澤蘭湯當歸

澤蘭丹參白芍栢子仁茯神

經來筋掣腹痛因之澤蘭延楝歸鬚丹皮胡連查芍溫燥莫施

澤蘭葉二錢　延胡一錢　炒查二錢　正胡連八分
當歸鬚二錢　川楝一錢　丹皮三錢　白芍一錢半

案云常有心痛乾嘔。此肝氣厥逆。衝任皆病。務在宣通氣血以調經。溫燥忌用。自可得效。接服柏子仁丸

痛起心胸。脹及少腹。經八不停。昔經行三日今四日未巳凝濇瘀蓄。因食酸氣血滯。辛可勝酸。宣絡效速。辛易入表選宜絡者宜之韭白歸茴桃延楝肉。

韭白汁　桃仁　炒延胡
當歸鬚　小茴　川楝肉

衝任血海皆屬陽明主司。先醫胃弱。胃陽弱進食微有惡心緩治閉經。參苓陳夏益智薑成

人參　半夏麴　陳皮

茯苓　益智仁　煨薑

食減浮腫。便溏。經閉半年。脈數形疲咳。培胃為急。四君子煎。

人參　茯苓　於朮　炙草

案云無清嗽通經之理。扶持中土。望其加穀。

經閉年餘。腹膨成證。若非通經。何以去病。益母芎歸延胡桃并香附青皮牛膝查稱血滯氣凝。治之必應。

川芎　當歸　桃仁　青皮　牛膝
香附　延胡　查肉　用益母膏爲丸
案云經閉十餘月、腹微膨、全屬氣血凝滯、若不通經
病何以去、方書謂先經斷而後腫脹者、治在血分
營虛寒熱。營衛不和　咳血閉經。乾血勞症　歸脾陳芍。歸脾湯加減　參換
丹精木香芪朮刪去方成。
當歸　炙草　丹參　白芍　陳皮
棗仁　遠志　茯神　龍眼肉
潮熱阻經。脈來弦數　營因熱蒸。流行機阻。乾血勞成。復脈加

芍。復脈湯加減分兩尤精。去參薑棗。七味方成。

桂枝三分 阿膠一錢半 大麻仁一錢 炙草四分

生地三錢 麥冬一錢半 白芍一錢半

案云。營血被寒熱交蒸。斷其流行之機。即爲乾血勞瘵。非小恙也。

咳嗽失血脈細數。腹痛。營熱症屬倒經。順氣導血。蘇子降。應黑梔查鬱。丹皮鈎成

降香 蘇子 鈎藤 黑山梔

山查 鬱金 丹皮

轉方用雞子黃阿膠生地天冬生白芍炒牛膝丹參調入琥珀末三分　案中本案上治朱女倒經症用雄烏骨雞膏方甚佳當於朱女案中考用

淋帶　附倣先生法

治驗案一段

陽明脈虛帶下如注手麻足冷通攝治之參苓歸與桂枝桑螵杜仲方具

人參　當歸身　生杜仲
茯苓　桂枝木　桑螵蛸

帶下不止。少腹內踝連痛不能伸縮此絡脈不宜鹿角菀杞歸桂遠苓宜絡法美。

當歸身　杞子　桂枝　茯苓

鹿角霜　沙苑　遠志

帶下身熱五液走泄。陽浮熱蒸。陰虛則陽浮攝劑妙絕膠地芡蓮山藥茯啜。

熟地炭　肇芡實　山藥

淸河膠　建蓮肉　茯神

案云。當與攝劑。若與鹿角霜沙苑。仍是升舉動陽。必

無效。再劑本方去阿膠山藥加桑螵蛸菟肉炭

陰從下走。崩帶淋漓。陽從上冒。暈厥汗隨。身中陰陽不相接續怕延虛脘戌亥時劇。肝腎何疑。參神膠味。龍牡生宜。

人參　阿膠　生龍骨

茯神　五味　生牡蠣

淋帶陰耗。奇脈虛空。鹿角菟杞。桑螵蛸同。茯神參草。收固為功。

人參一錢　鹿角霜一錢半　桑螵蛸三錢　炙草五分

茯神三錢　炒杞子一錢半　沙菀一錢半

案云淋帶瘕泄諸液耗必傷陰醫用薑桂附刼陰不效轉用膠地陰柔亦不效皆非奇經治法故也

先生治此症初用震靈丹固攝方見葉案集方每服一錢半。後再用收引固攝法訂丸方立法最合治八脈要旨。未能盡録當於本案考之

帶傷八脈虛損下焦下焦畏冷陽升眩暈歸芍菀杞杜仲海螵。

當歸　炒白芍　炒黑杞子

杜仲　炒沙苑　淡海螵蛸

肝腎內損。產後漏淋成帶漸及奇經不司束固致骨骱盡痛夜溺頻不爽濕誧乃

合宜甘辛潤補。剛燥不應。肝忌剛腎惡燥杞菀仲菟歸鹿脂苓

炒黑杞子　沙菀　歸身　補骨脂鹽水煎淡

炒香菟絲　杜仲　茯苓　鹿角霜

帶下不窮。補養爲宗。按則痛緩。脈左細八脈虛空。歸杞沙菀。栢仁神。同烏賊紫石杜仲奏功。

烏賊骨四錢　當歸二錢　栢子仁二錢　沙菀一錢半

紫石英四錢　杞子三錢　生杜仲三錢　茯神三錢

吾友何香泉上舍邀余診其戚之內人年四十。赤白帶下流連不已。兩腿無力。少腹脹痛。按則痛減。診其

脈浮之虛沉之弱左尺濇據述前曾服地黃湯反增脘悶懶食更醫用桂附理中又增脇痛咽乾因停藥不服余曰剛燥藥不宜肝腎陰柔藥不達奇經不曉八脈治法徒以臟腑法渾治妄能取效帶下久不已腑陽臟陰俱傷燥熱難受惟通陽固陰以平補劑調養乃宜於是議用先生此方酌加分錢原方無更加人蘆子三錢同煎歸用小茴拌水煮乾去小茴早飯前服仍倣先生醫別案法暮服震靈丹二十粒調治十日諸恙畧可再診仍守前治法歸用四錢小茴四分

拌炒並用服時調入眞鹿角霜末熟麋茸末各三分。囑其照法多服。間兩三日服一帖。後聞何君說守此法調養將半載。諸恙痊。體倍健。

大約此症瘦人多火。肥人多痰。赤者屬熱。兼虛兼火治之。白者屬濕。兼虛兼痰。治之。至若年久不止。必須補脾腎兼升提。赤白帶時常流出若白濁白滛必因小便而來。

崩漏 附倣先生法

治驗案一段

肝腎鬱損。血崩何療。人參逍遙。散名杜仲桑螵。柴胡朮草。

刪去方超。

人參　當歸　生杜仲

茯苓　白芍　桑螵蛸

久風飧洩。經漏早傷。先經漏梅瓜參茯。赤石餘糧。

人參　炒烏梅　赤石脂

茯苓　陳木瓜　禹餘糧

衝任交傷。經漏期長。形乾畏冷。形瘦膚乾陰損及陽。參神歸杵。紫石角霜。更佐溫攝。艾炭炮薑。

人參　鹿角霜　歸身　肉桂心

茯神　紫石英　炮薑　蘄艾炭

案云由陰氣走乎陽位益氣以培生陽溫攝以固下真。

脾胃久虛暴崩欲脫（暴崩暴漏宜溫宜補久崩久漏宜清宜通）用理中湯益氣生血。

人參一錢　於朮五錢　乾薑一錢　炙草一錢

案云議以仲景理中湯血脫有益氣之法坤土陽和旋轉喜其中流砥柱倘得知味納穀是爲轉機重症。

之尤勿得忽視。

楊君六橋曾邀診其妾崩漏症據述妾中年後漸時漏時止今載漏漸頻竟暴崩醫用歸脾補中益氣俱不效昨重用當歸而血倍多特求君診治余按其脈左關尺浮數方擬龜版一兩製首烏八錢鹿角霜生杜仲大熟地各三錢五味萸肉各一錢烏梅炭五箇用藕三兩蜜炙桑螵蛸三錢煎湯代水煎藥一帖血止。余製此方既效後試之亦多應因名爲龜鹿守眞湯六橋曰各醫主用芎歸世主當歸引血歸經之說君不用而應何也余曰歸本當用但歸辛動芎更辛竄施之陰耗者反動其血昨重用而倍多者此也令罷脈浮數知其血去多而陰耗故君龜版以靜攝任脈佐鹿角霜以微升督脈餘藥皆助靜攝耳越數載復邀診據述去今春納食甚少交夏漸惡悶畏食遂復崩比前倍甚服君前龜板治驗方不應因求再診余按其脈緩弱右關倍甚余曰前衝任虛血雖收攝而下今脾胃虛血不歸經而下法當轉用甘溫劑以健脾理胃令胃氣上騰血循經絡而崩斯可已余因倣先生此案用理中法酌加分錢更加

防黨一兩助人參以扶元。炮薑四錢助乾薑以溫攝。

亦一帖血止。後用歸脾加炮薑調養復元。

經來多甚。心痛如飢。芎歸膠蠣連楝同醫。

淸阿膠二錢　當歸一錢　川芎二分

生牡蠣三錢　川楝一錢　川連二分

案云因驚動肝。陽化內風。欲脫之象。治以鹹苦佐以

微辛使入陰和陽。

停經下痛少腹膨疼。通和奇脈。鹿角堪憑。桂歸苓菀棗

紅仲生。

鹿角霜　當歸身　茯苓　紅棗

生杜仲　桂枝木　沙苑

經漏三載。八脈大傷。奇經宜理。龜版鹿霜阿膠牡蠣。參栢鎖陽。

淸阿膠　鎖陽　鹿角霜　龜甲心秋石水浸

生牡蠣　栢仁　另煎人參湯加入濾淸藥內。再煎約十五餘沸。

案云經水乃諸絡之血。貯於血海而下。其不致崩決淋漓者。任脈爲之擔任。帶脈爲之約束。剛維蹻脈之擁護督脈以總督其統攝。今者但以衝脈之動而血下。諸脈皆失其司。症固是虛。日餌補陽不應。未達奇經之理。耳議以通陰潛陽方法。　又方論云。鹿性陽入督脈。龜體陰走任脈。阿膠得濟水沉伏。味鹹色黑。熄肝風。養腎水。栢子芳香滑潤。養血理燥。牡蠣去濕消腫。鹹固下。仲景云。病人腰以下腫者。牡蠣澤瀉湯。鎖陽固下焦之陽氣。乃治八脈之大意。

此症有因衝任不能攝血者。有因肝不藏血者。有因脾不統血者。有因元氣太虛不能收斂其血者。又有因熱在下焦。迫血妄行者。有因瘀血內阻。新血不能歸經而下者。崩如山冢崒崩。言其血之橫決莫制也。漏如漏卮難塞。言其血之漫無關防也。前賢謂暴崩暴漏宜溫宜補。久崩久漏宜清宜通。先生案云。久崩宜清者。以血去陰耗耳。釋錄案語與秦天一總論

胎前

三月損胎。必是肝虛。參膠桑寄歸芎俱。

人參　阿膠　桑寄生

當歸　白芍　製川芎

胎前咳嗽。熱傷肺陰。勿得碍下。祗可清金。桑貝梔骨陳茯桔甘。

冬桑葉　川貝　陳皮　黑梔子
地骨皮　茯苓　桔梗　生甘草

案云經停四箇月左脈弦滑流動。乃爲姙象。此氣急脘痞咳嗽。熱氣上乘迫肺之徵。形肉日瘦。熱能爍陰耗氣。議清金平氣。勿碍於下。

上吐下瀉。胎動不安。脈虛唇白。法理中丸。案云用附子理中法

參朮苓芍同餐

附子　人參　於朮　茯苓　白芍

腰痛見紅，保胎爲宗。此爲胎漏欲墜，紋銀青苧，蓮糯砂同。

紋銀一兩　建蓮五錢　白糯米一錢

青苧二錢　砂仁七分

三月胎漏，固下益氣。參朮草同，阿膠熟地，白芍砂仁，艾炭八味。

人參　熟朮　炙草　砂仁

阿膠　熟地　白芍　艾炭

子腫腹墜。氣虛可因。參苓陳腹。蘇梗砂仁。

人參　陳皮　小嫩蘇梗

茯苓　腹皮　春砂仁末

案云。懷妊八月。子腫腹漸墜。正氣虛弱。補劑必須理

氣。預爲臨產之算。

產後

附倣先生法

治驗案三段

初產汗出。眩暈腹痛。惡露宜通。延胡查用。香附鬱金赤

芍膝。共童便少沖。母草須重。

炒山查　延胡　鬱金　童便冲服

炒牛膝　香附　赤芍　益母草湯代水

產後體虛。兼瘀而痛。法當益體攻病。患久緩治爲宜。生地生薑。二味名交加散琥珀丹共。

生地　生薑　丹皮　琥珀末調服

案云奇經瘕聚。古人必用苦辛和芳香以通絡脈。其虛者必辛甘溫補。佐以流行脈絡。務在氣血調和。病必全愈。此苦辛偶方加丹皮以通外。琥珀以通內所以取效。

督帶虛空奇經氣阻惡露淋漓痛起腰所攻及少腹通固法妥當歸首烏川續斷可澤蘭丹皮查肉經火

當歸身　製首烏　炒丹皮

川續斷　澤蘭葉　查肉炭

產後驟脫陰分損傷不能以參附挽陽固氣頭痛汗渴汗出煩渴陰不維陽以致陽氣上冒牡蠣生妙查妙黑艮阿膠生地茺蔚子當

生左牡蠣一錢　清阿膠二錢　茺蔚子一錢半

炒黑查肉三錢　細生地二錢

陰氣下泄陽氣上衝新產昏譫神亂氣干膻中若惡露冲心則死矣

爲有天明再醒之理用救逆法，甘麥棗同三味名甘麥大棗湯桂枝龍牡鎮固爲功

生龍骨三錢　嫩桂枝五分　炙甘草三分

生牡蠣三錢　淮小麥百粒　南棗肉三錢

案云此熱昏亂，即仲景之新產鬱冒也。議從亡陽汗出譫語例用救逆法。

氣冲心痛從湧泉少腹中直冲胸臆下損無疑肝腎下元虛損八脈無氣把握收納寐必魂蕩，葢之固之與上一案同治一人此乃轉方治參神龍齒棗杞蓮醫石英湯煎鎮納兼施。

人參二錢 茯神三錢 建蓮肉五錢 炒黑杞子二錢
龍齒三錢 棗仁三錢 用生紫石英一兩搗碎水三盞
煎減半用以煎藥。

友人洪棉洲邀診其媳產後症。據述媳坐蓐半月後，每午後必微寒微熱，神亦微昏。醫謂其虛，進溫補數劑，熱畧增些。更醫謂其熱，進苦寒兩劑，熱似稍輕，而胃漸減。又更醫作外感治，轉用辛散，漸覺神倦懶言。語懶起坐。今早聞媳細述病因，身不發寒熱時，有塊結少腹（即瘕聚症），塊漸上升，散則周身麻痺，繼而漸覺昏沉而不自知其身作寒熱也痺退神醒其塊仍伏臍下余按其脈沉弱獨左尺略沉弦而滑余曰熱退無汗（外感寒熱必得汗而後解）且人迎脈不浮斷非外感經云陽維脈病苦寒熱矧新產婦議從八脈主治（八脈虛餒難司束固陰弱則熱陽微則寒矣即少腹瘕聚麻痺氣升昏沉均屬產後虛損入脈所致）方擬生牡蠣當歸各五錢野山參（另燉冲服）炮薑桂枝茜根各一錢海螵蛸白蒺藜各三錢紅花一分二帖寒熱無諸恙俱略安惟臍下瘕聚雖無仍時覺氣欲上升而心煩意亂寐則魂夢不安復議將先生此方悉遵分錢並煎法

獨加入當歸三錢。連服三帖而痊。

寒戰發熱。腹膨腹疼。腹膨滿少腹疼痛 腰苦轉側。下部腰肢不能轉側伸縮 溺濇痛增。小溲濇少而痛 敗血入絡。產後瘀凝。地薑車膝琥珀査靈。

小生地　老生薑　車前　牛膝

五靈脂　炒査肉　調入琥珀末一錢

案云此敗血流入經絡。延及變爲蓐症。議用交加散加味。

營絡寒凝。惡露未淸。血下紫黑。按則痛輕。絡虛可決。脈濡

衡任調停宜溫補佐以辛甘理陽歸茴肉桂杞仲芎苓

炒當歸　炒白芍　甜肉桂

小茴香　生杜仲　雲茯苓

產後陰虧暑邪深入舌赤神煩清營熱急銀翹地冬元參竹葉

銀花　細生地　元參心

連翹　大麥冬　鮮竹葉

新產絡空暑邪直攻變開日瘧和解爲宗虛人夾雜時氣不可發汗賦補青蒿芩杏川貝橘紅丹皮花粉鬱金治同

青蒿梗 杏仁 川貝 丹皮

淡黄芩 花粉 橘紅 鬱金

濁陰上逆。惡心不食。冷汗躁煩。暴脫露迹。參附瀉薑童便冲喫。

人參 附子 乾薑 澤瀉 童便冲服

陽氣走泄。汗出神昏。脈無神且神倦欲昏陰氣不守。瀉利所因。參附胆汁童便冲匀。

人參 製附子 童便 猪胆汁

案云。産後見症是屬重虛。深恐節間暴脫。而寒熱胸

痞腹痛豈遑論及標末

產後陰虛陽浮發厥麻木失聰內風升越鎮陽塡陰。味厚質靜之藥龜磁固脫萸味地冬。茯神蓮啜。

龜版心　熟地　萸肉　茯神

靈磁石　五味　天冬　建蓮

產去血多陰虛陽實頭中眩暈身熱汗溢昏厥宜防苦辛切勿。苦辛氣味皆忌蠣膠地冬。麥神甘七。

生地　麥冬　生左牡蠣　茯神

阿膠　小麥　炙黑甘草

產後下損、厥氣上攻、少腹衝上、痛在脘中。痛而脹滿若云肝氣犯胃必有嘔逆。茯神杞栢歸茴茯苓柔陽之藥。前法益陰和陽不應調其任衝。

炒歸身　炒杞子　小茴

肉茯苓　栢子仁　茯神

寒熱時作、經歲若此。病決陽維陽維脈病苦寒熱因產後起歸

桂枝湯服之自止。

當歸　白芍　棗肉

桂枝　炙草　生薑

肝腎不固。八脈失司。寒熱心痛。二維何疑。入奇經藥。產後宜之。參茸歸茯紫石骨脂。

人參　茯苓　補骨脂

鹿茸　當歸　紫石英

案云產後下元陰分先傷。而奇經八脈皆麗於下。經旨謂陽維脈病苦寒熱。陰維脈病苦心痛。陰分既傷。忌用桂附之剛。溫煦陰中之陽。能入奇經者宜之。

邪深入陰。瘕形瘀壅（產後氣血膠結遂有瘕疝之形）身體傴僂。綱維不用。（乃奇經八脈病）通絡充形。（案云倣仲景當歸羊肉湯之意）歸茴杞共紫石蓉苓。羊肉當重。

當歸　肉蓯蓉　小茴　茯苓

杞子　紫石英　用羊肉膠爲丸

產後淋帶。衝任虛成不能收攝固補實下。須合奇經。桑螵仲

苑。蓮芡參苓。

桑螵蛸　人參　茯苓　建蓮

生杜仲　沙苑　芡實

衝任空虛。產後血去過多。腹膨脈濡。兼見跗腫形寒面黃。當用溫養。鹿角

苓俱補骨紫石肉桂茴茹。

鹿角霜三錢　補骨脂一錢　茯苓三錢

紫石英三錢　小茴七分炒黑　桂心四分

浮腫脹滿。脈微弱形無華色。病起產後。忽甚忽平。下焦厥逆。上衝可徵。歸茴杞苑蒺蓉雲苓。

乾淡蓯蓉　當歸身　闢沙苑

炒黑杞子　小茴香　雲茯苓

案中本案下治范症云脹起於產後下焦先傷濁陰犯中。不可以脹滿為實症。且脹勢侵晨至午頗減。日暮黃昏脹形漸甚。中焦陽微。於此可見脹滿在中而

病根在下。倣薛氏腎氣法。六味去萸肉。加白芍附子
牡蠣炒炭煎。一連三案。俱是產後陽虛腫脹。其案云
產後肝腎眞陰下虧。藥忌剛燥。恐其刼陰。
痰飲阻氣。不便不寐。升降失常。每易成癉。宣肺通腸。案云
議宣肺以通腸。苑杏欝利。枳桔蔞皮。還須佐使。分錢亦超輕重。
當記。

紫苑八錢　欝金一錢　津桔梗一錢
杏仁三錢　枳殼一錢　瓜蔞皮一錢

產後虛喘。治腎爲先。苓芍薑味。溫泄法煎。

茯苓　白芍　乾薑　五味

案云實喘屬肺虛喘屬腎產後下虛最多痰飲易於上泛喘嗽食減失治有浮腫脹滿不得臥之憂

產後不復蓐勞症成血肉培養羊腎用應歸菀杜仲補骨參苓

人參　補骨脂　茯苓　沙苑

當歸　生杜仲　羊內腎二枚

產後下損厥氣上衝犯胃寒熱汗泄營衛不充犯胃爲嘔食入嘔脹吳萸苓同桂枝薑炭木瓜棗從

淡吳萸七分　桂枝五分　雲茯苓三錢

炒木瓜一錢　炮薑八分　南棗肉三錢

瀉久腎傷況產後起固下補中一定至理脾腎兩培參苓朮美菟芡骨脂杜仲味子

臺人參　補骨脂　菟絲子　白朮

五味子　生杜仲　杜芡實　茯苓

久瀉延虛痛後而瀉氣弱不行小產起者法當中下兩調參苓木香白芍相將菟絲補骨中下同商

人參　炒菟絲子　白芍

茯苓　炒補骨脂　木香

衝任督帶。產後漸傷。陰陽維蹻。職司失常。總總見症。寒從背起熱起心胸帶下不斷中部痠墜酸痛下部易冷無力奇脈當商。歸茴桂菀。杞子鹿霜。

鹿角霜　當歸身　桂枝

炒杞子　炒沙苑　小茴

八脈傷損。氣衝瘕成。陰虛生熱。經訓丁寧。見病治病見症肌肉消內熱咯痰帶血食下腹痛若用苦辛攻痰清熱是重虛其虛貽害非輕。兩和肝胃杞栢雲苓。歸茴同炒。沙苑石英。

炒杞子三錢　生沙苑一錢　焦當歸一錢小茴七分拌炒並用

栢子仁三錢　茯神一錢半　生紫石英五錢先煎廿滾入藥

余堂姑以產後久恙邀診。聞述產時坐蓐太勞，去血過多。致肝腎下焦氣血傷損。久患帶下。漸延瘕聚。少腹中常有形阻礙。約十日必連夜升逆。陰濁上干慣從夜發胸脘卒痛不堪。腹脇亦脹滿。氣降則痛止而脹滿亦消。診左脈畧數。按之芤濇。面色少華。此顯係下焦肝腎陰陽兩傷。氣失固攝。氣逆而攻觸作痛。氣散而瀰漫為脹也。幸陰損未及陽位。納食頗安。閱醫藥亦曉治宗温補惜未達八脈之理劑內必雜入朮草黨芪不能下達奇經之品渾治致屢服罔效余鈔先生此方悉依分錢並煎法進連服二帖氣雖衝而痛減半又二帖氣衝緩而痛已無診左脈漸平仍遵此方當歸改用三錢小茴仍七分拌炒並用加入蘆子三錢煎連服五帖氣不衝帶漸愈面漸華惟瘕聚未除蓋下焦陽氣尚乏之健運而陰濁仍屬竊踞也再加炮薑胡盧巴各二錢連小茴共十味煎間一兩日服一帖約服十餘帖諸恙漸安惟疝瘕雖散而時或微聚議用

後服十味方加參茸杜仲巴戟爲丸補養以防後患連服二料漸瘳方用當歸杞子蘆子盧巴杜仲巴戟各二兩紫石英醋煅飛秤熟鹿茸末人參茯神栢子仁各一兩沙苑小茴炮薑各六錢用精羊肉去淨筋膜一斤煎膠和入生薑汁八錢煮正藕粉糊爲小丸

後吾友應晃鄉孝廉季女亦因初産坐蓐過勞虛損下焦致漸患疝瘕淋帶其述症既與吾姑相同而診色診脈均屬無異余首尾用湯劑丸料悉依治吾姑之法調治僅兩月餘而獲安

考先生治奇經法衝脈爲病用紫石英以爲鎭逆任脈爲病用龜版以爲靜攝督脈爲病用鹿角以爲溫煦帶脈爲病用當歸以爲宣補條分縷析各盡精微學者所當潛玩

癥瘕

久病入絡營氣不攄結聚成瘕痛始夜作陰傷繼晝亦疼陽亦傷便難液涸陰陽兩傷香燥勿嚼新絳青葱歸鬚鹿角栢子桃仁施治從絡

生鹿角　青葱管　栢子仁

當歸鬚　新絳緯　炒桃仁

瘕聚結左。肢節冷寒。病在奇脈。治絡可安。宜以辛香治絡桂枝

鹿角。小茴歸鬚。雲苓香附葱白勿乾。

鹿角霜　當歸　香附　鮮葱白

桂枝木　小茴　茯苓

瘕痛已除。和營理虛。歸茴桂芍。紫石碁俱。

紫石英　當歸身　小茴

淡蓯蓉　炒白芍　肉桂

右脇痛脹陰聚成瘕。濁陰凝聚温通營絡。治法不差。歸茴肉桂青葱管加

當歸三錢　小茴炒焦一錢　肉桂一錢　青葱管十寸

欲散疝瘕。腹痛有形此屬營絡氣聚柔温辛補歸薑羊肉。名當歸生薑羊肉湯

治法遵古

當歸四錢　生薑六錢　羊肉三兩去淨筋膜先煎湯代水宜温服

案中本案上治欽案症同但痛在少腹本方加小茴桂枝茯苓。凡產後虛症。先生多本此方加味

絡虛則脹氣阻則痛。瘕聚有形高突痛在胃脘心下入絡降通苦辛必

用苦温可降通辛香能入絡香附欝金降香楝共烏藥茺苓查延治中

川楝　香附　欝金　山查　茺蔚子

延胡　降香　烏藥　茯苓

經阻衝空瘕痛氣攻諸絡血不注衝脈則經阻氣攻入絡聚而爲瘕則痛泄肝救胃衝脈屬隸陽明泄肝便是救胃胡楝樸蓬夏苓橘葉薑汁服冲

川楝子　青橘葉　半夏　茯苓

炒延胡　蓬莪朮　厚樸　薑汁

衝脈上冲升巔攻胸昏厥痞塞犯胃嘔同少腹形聚氣

動時衝奇經絡病。不司宣暢流通。消散無功。（脈小不發熱非時氣）歸茴杜仲鹿角蓯蓉。伏苓紫石煎法當宗。

鹿角霜　蓯蓉　炒當歸　炒小茴

生杜仲　茯苓　用生紫石英一两搗碎先煎湯將湯代水煎藥。

少腹起瘕動則痛脹（滿腹脹痛形堅）氣結液枯。（起於鬱傷久則液枯而氣結）釀成痼恙。蠣膠胡麻。地苓豆當。

生牡蠣　清阿膠　小胡麻

黑豆皮　大生地　雲茯苓

聚氣疝瘕疴痛在腹大便不爽必腹中疴痛當通腑經氣分倣朱南陽以濁攻濁韭白小茴橘核楝肉加兩頭尖百粒數足

韭白根去鬚五錢　炒香橘核一錢半　小茴香七分

兩頭尖一百粒　金鈴子肉一錢半

瘕聚季脇食漸減餐先泄少陽丹皮澤蘭兼補太陰四君朮刪歸地鱉甲滋補其間

人參　茯苓　炙草　炒丹皮

當歸　生地　鱉甲　澤蘭膏

瘕屬氣聚癥為血結山甲韭根歸鬚茴列查肉桃仁香

附桂啜

老韭根生晒一两　歸鬚一两　香附一两　炒山甲一两

炒山查肉一两　桃仁一两　小茴三錢　桂枝木三錢

案云由無形釀為有形，攻堅過急，藥先入胃，徒致後天氣乏，恐脹病必至矣。俗有痞散成蠱之說，可為治此病之戒律。先生故主丸法緩攻

昔有七癥八瘕之說，終屬強分名目，不若以有形無形之辨為明的。有形為癥，無形為瘕。癥者徵也，血食凝阻，有形可徵，推之不移；瘕者假也，臟氣結聚，無形成假，或聚或散。治癥瘕之要，用攻法宜緩宜曲，用補

法忌濇忌呆上逆則想肝臟衝病之源頭下垂則究中氣陰邪之衰旺吐水呑酸必兼剛藥液枯腸結當祖滋營再辨脈象之神力形色之枯澤致病之因由則施治庶幾。節錄龔商年總論

附六經見症歌

熟記此歌診症與看醫案方有定識

發熱惡寒頭項痛太陽表症當先知

三陽俱主表而太陽爲表中之表論以頭痛項强發熱惡寒爲提綱有汗宜桂枝湯無汗宜麻黄湯

壯熱自汗口乾渴陽明胃實不同醫

陽明爲表中之裏主裏實症宜三承氣湯論以胃家實爲提綱又鼻乾目痛不眠爲經病若惡寒頭痛爲未離太陽審其有汗無汗用桂枝麻黄法若無頭痛惡寒但見壯熱自汗口渴爲已離太陽宜白虎湯

口苦咽乾目眩嘔少陽寒熱發以時

少陽居太陽陽明之界謂之陽樞寒熱相雜若寒熱往來於外為胸脇滿煩宜大小柴胡湯若寒熱互搏於中為嘔吐腹痛宜黃連湯痞滿嘔逆半夏瀉心湯拒格食不入乾薑黃連人參湯若邪全入於胆府下攻於脾為自利宜黃芩湯上逆於胃利又兼嘔宜黃芩加半夏生薑湯論以口苦咽乾目眩為提綱

太陰不渴腹時痛脹滿吐利兼見之

太陰濕土純陰之臟從寒化者多從熱化者少此經

主寒症而言。宜理中湯四逆湯爲主。論以腹中滿、吐食、自利、不渴、手足自温、腹時痛、爲提綱。

少陰有寒亦有熱。昏沉欲寐脉細微。

少陰居太陰厥陰之界。謂之陰樞。有寒有熱。論以脉微細、但欲寐、爲提綱。寒用麻黄附子細辛湯、麻黄附子甘草湯。及白通湯。通脉四逆湯。熱用猪苓湯。黄連雞子黄湯及大承氣湯諸法。

厥陰消渴心疼熱。氣撞吐蚘徒知飢。

厥陰陰之盡也。陰盡陽生。且屬風木。木中有火。此經主熱症而言。論以消渴、氣上撞心、心中疼、熱、飢不欲食、食則吐蚘、下之利不止、爲提綱。烏梅丸主之。自利下重飲水者。白頭翁湯主之。

傷寒、症必須用足經之方。春溫暑濕症。又當轉用手經之藥。故葉案中有云。傷寒論六經、暑濕論三焦。最忌柴葛足六經之藥。醫倘手足不分、寒、溫混治。夭人壽算。何異操刀。

附自製經驗方主治

還金湯治燥熱傷肺咳嗽吐血失音等症方見咳嗽症黃閣鄉麥案

和胃泄肝飲治肝陽犯胃嘔吐脘痛等症方見木乘土症肴垣伍案

潘氏甘露飲治肺經燥熱咳嗽音不清亮等症方見失音症何案

藕汁十黑丸治便血嗽血崩漏及一切血症方見便血症陳昭翁案

溫絡蕩濁丹統治諸疝寒用甜肉桂泡湯送下熱用沙參煎湯送下每服一二錢不知再服方見疝症李銓部案

龜鹿守眞湯治婦女血崩其人形瘦陰分不足脈浮虛或浮數者亦統治男女大便血衄血方見崩漏症楊君六橋案

加減腎氣丸治高年陽微濁踞以致兩足浮腫者方見腫脹症南邑吉水案

坎離固攝丹治腎關不固久患遺精有夢麥冬茯神蓮子湯送下無夢麗參芡實黑皮青肉豆湯送下方見遺精症游君作賓案

玉液煎治腎水腎精兩虧虛火上炎常患口瘡牙痛心熱咽燥等症此平時調養善法所謂治病於未然也余形瘦液枯生平最得其益方見吐血症鍾茂才案

金漿飲治肺胃陰不足常覺喉涸舌乾或咳嗆無痰者此亦平時調養善法兼治消渴嘈雜噎膈咳嗽咯血失音等症方見吐血症方君子純案

附詩草

癸酉春日葉案括要初纂成無事獨酌偶有感囑賦絕句十章

平生得失不相關早把功名付等閒六十無稱今愧我時年六十有六聊憑著述老西山我鄉西村亦號西山

少日追思樂有餘知交相聚穗垣居禪林多半常遊地琴僧詩僧亦時往來綠酒青琴伴讀書

謝傅當時興倍幽謂謝茹坪司馬頻年觴詠獨風流百花生日荷生日慣酌花前迭唱酬

人生樂事究無多雲散風流可奈何自楊星門歿而琴局散茹坪歿詩酒局亦失矣羊石歸來徵逐少茹坪余莫逆交歿後余亦多鄉居矣村居一味慕醫和鄉居始著評琴醫畧葉案括要二書余時年五十一

爲醫畢竟限方隅念切民胞必著書問藥疏時閒閉戶兎毫鸜硯付三餘

著作偏宜日乍融藤花雨後藕花風一甌香茗醒餘醉筆占機神句亦工

滿爐風雨亦相宜行路難時鮮覓醫爐炷南沉香不散吮毫妙處有誰知

著成重校拙和工早課常教過日中夜氣漸昏窗外樹
開編又對一燈紅
醫畧新編記戊辰詩草二卷同時附梓流傳猶幸悅吾親醫畧刊成家嚴悅之曰此書淺而易明自揣流傳濟世更將葉案重刪定家祭先呈告二人家慈丙辰見背時年四十九家嚴己巳見背時年六十二
書成慰我漫傾觴醉詠花辰日漸長默計棗梨竣事後可同醫畧渡東洋東洋日本國多文士吾友胡君蓮樵常與聯吟以余評琴書屋詩草醫畧介相投贈
吟興未盡復得律句

生平無辱亦無榮獨守吾眞似自輕不願有才防傲物祇憂無術可回生萬花又向春頻放百歲何難數漸盈那得法身長壽世前賢仍賴著書成

和作附各屬知交擬以當序

蘇賡堂河帥廷魁

潘君中隱士吟嘯乃其天苦吟覷天巧字字珠璣圓有時悟琴旨朱絃戛潺湲亦閒習禪悅玉麈談眞元入傳活國手家有青囊編從容試方劑頡起沉疴痊邇來醫學敝罔兩遺眞詮昏途乏明燭迷岸稀寶船

鼎君發洪願翠習彌精專庚令服嶺外徧飲功德泉
千金邁思邈肘後同稚川豈惟著述壽任世當千年

陳蘭浦孝廉 澧

無辱即爲榮有書即爲福著書能活人數卷固已足
我亦好著書至老且更篤萬事付懶倚不嬾此事獨
惟恨不知醫衰頹百病伏君書刻梓成乞早惠我讀

李奎垣銓部 光廷

潘君早工醫淵源自仲景旁涉及諸家未肯囿其境
葉氏有醫案經畬盡抽穎讀者苦浩繁若衣未挈領

君爲括其要散者馭以整重輕酌㕮咀毫芒分熱冷
精言要不煩何必與身等從此示標準庶令迷者醒
餘事閒爲詩莊義隻字警吐詞見沖和寄意入閒靜
即此寓針砭亦足消灾眚我來讀君書浩然發深省
願舉懸國門試從辨金礦

黃銘石廣文德華

不耽軒冕獨遺榮道味深諳世味輕括要有方參秘
旨評琴入妙濟羣生評琴醫界已行於世放懷直欲躋仁壽涉
世偏能戒滿盈我擬著書棲澗谷樵西未葺數椽成

陳古樵司馬 撲

北窗閒臥復南榮身外鴻毛萬片輕有術活人偏措意吟詩送老足平生囊中舊案編初就袖裏新題卷已盈我亦休官期著述悠悠白首歎無成

李雨泉茂才 在超

不羨歸來衣錦榮琴囊詩篋兩肩輕羞隨俗世人爭姤想是前身佛託生笑我自期雲淡淡與君相隔水盈盈閒門著述知多少當並閒居賦早成

張韞玉明經 仕輝

欲博羣倫共養榮重編醫案德非輕由來聖作須明述費盡調虛與劑盈果信刀圭甦赤子不殊霖雨澤蒼生莫言壽世初無術已見丹還九轉成

呂雲浦比部 乾

不貪俗利不貪榮萬病回春萬慮輕芝草露甘能救苦杏花日熟儘延生岐黃旨趣三隅悟靈素馨香百卷盈醫案精微參葉氏龍方妙訣本天成

張孟貞工部 守和

盤深根柢自敷榮壽世誰言著述輕肘後奇方傳葛

老眼前眞諦悟蓮生先生妙契禪理醫能會意通琴妙先生善琴
詩到懷人惜月盈大集中多懷舊之作鍼俗砭庸皆藥石羨君
觸手即春成

鄔燕天比部 彬

琴書一室任枯榮獨有慈悲念不輕幾卷新詩忘白首半囊餘術濟蒼生延年藥妙方非秘活世功多案已盈別類分編寒暑易浮屠七級羨君成

羅莘岡廣文 景彤

功宏著作一何榮富貴應同草芥輕惠我薰風懷一

曲濟人時雨幸三生昔傳玉版醫非畧今括珠囊卷
又盈黍屬儒林聊附驥敢誇桃李已蹊成

沈芝亭孝廉 瑩璋

述作窮年淡悴榮活人壽世兩非輕靈樞竹自胸中
握法妙蓮從舌本生鑪鼎自能參造化坎離何術叩
虛盈定知心苦肱三折春到梅梢着手成

張瑞穀孝廉 士芬

大雅何須拓薜蘿心遊物外足婆娑穗城市近知名
早黍谷春回起色多樂意琴從閒處領餘情詩或興

來哦手編一卷狐成腋室雅應知貯太和

鄔伯獻孝廉（寶瑔）

春到人間盡向榮如君壽世信非輕詎誇丹訣驚流俗獨括青囊衞衆生悟入琴心分靜躁參來禪偈酌虛盈（先生善琴且深禪理）行看紙價昂都市共羡功深九轉成

陳少南茂才（藻）

不從塵海問枯榮壽世良材任匪輕身外烟雲皆妙用眼前花草亦長生瑤琴一曲清風度玉牒千言紫氣盈恠訝春回春滿地修來寶錄正初成

胡達樵司馬 瓊翰

不求名利自尊榮那計塵寰孰重輕甘抱才華埋嶺表獨留著述活羣生評琴初集醫原畧（先生戊辰刻此集）葉案重編卷已盈此後軒岐摩揣易何難庸輩盡陶成

鄭彥卿上舍 國材

性分原無辱與榮守眞自勵已非輕禪心圓慧空塵相先生功深禪理仁術慈祥壽衆生前後有詩追李杜（先生前刊醫畧附詩二卷）古今無案昧虛盈（謂葉案與先生附案）百千萬世沉[illegible]起應賴先生著述成

弟堯臣刺史堯功

塵世何來學與榮雲烟瞥眼一身輕天資穎悟空諸相古案勤劬母衆生肘後千金方變化醫中三昧酌盧盈倉公定得長春訣好把丹爐煉廣成

弟藻翹孝廉允功

望重回春不自榮名韁早脱一肩輕禪深豈任紅塵縛道妙何愁白髮生仙手佛心聞遠近澄懷皓月泯盧盈愧儂未了頭陀願藉指迷津荷玉成

葉案纂成喜諸先生題贈家嚴命龍兄弟各和

一首附篇末以誌感激長男龍章並誌

文章未博一身榮敢負親恩稍自輕書劍難拋懷素願岐黃繼志慰平生虛虛少候難扶弱實實微差即禍盈經云無虛虛無實實醫法細於文字法熟商何執可名成

次男鸞章拙草

大雅紛題著述榮此書傳處視休輕揣摩便可追和緩通變何難起死生自愧廿年虛歲月時年二十二試憑三指定虧盈文塲旗鼓終難敵聊亦研精一藝成

印送本書姓氏

鄭朝安司馬五十套

羅灼齋刺史二十套

蔡仰之司馬拾套

呂雲浦比部拾套

鄔燕天比部拾套

淩麗溪太守拾套

胡達樵司馬拾套

黃天侶司馬拾套

潘堯臣刺史拾　栞